回避性愛着障害

絆が稀薄な人たち

岡田尊司

光文社新書

はじめに

現代人に広がる回避型の愛着スタイル

人と親密になるのを避けてしまう、一人の方が気楽、結婚や子どもをもつことに消極的、責任や束縛を嫌う、傷つくことに敏感、失敗を恐れる……。そういった特徴をもつ人が急増していると言われている。

その典型は、回避性パーソナリティと呼ばれるタイプである。回避性パーソナリティの人は、人と距離をおくだけでなく、失敗や傷つく恐れのあることを極力避けようとし、人生が小さく萎《しぼ》みがちになりやすい。実力以下の人生に甘んじてしまうのである。

しかし、親密な関係や情緒的なつながりを避けたり、結婚や子育てといった責任を回避しようとする傾向は、回避性パーソナリティのような消極的な人生を歩んでいる人だけでなく、一見、社交的で、人生をエンジョイしている人や、社会で活躍している人にも幅広く認められるようになっている。その背景を探っていくと、根底に、愛着が稀薄《きはく》な回避型愛着スタイルが広がっているということが浮かび上がってくる。それが、社会適応に支障を来《きた》すレベルになると、回避性愛着障害と呼ぶべき状態になってくる。健常レベルの愛着スタイルには「回避型」を、障害レベルの状態に対しては「回避性」をもちいるが、どちらも英語で言えば、アヴォイダント（avoidant）である。

いずれの段階であるにしろ、両者は連続した現象であり、今こうした傾向が、現代を生きる人びとに浸透し、拡大しているのである。そして、このことは、環境汚染や地球温暖化に劣らないくらい重要な問題だということが、本書を読み進むにつれ、おわかりいただけると思う。

われわれは、日々の対人関係や家族との生活、性生活や子育てといった親密さを前提とする関係において、ストレスや困難を抱えやすくなっている。結婚率や出生率の低下は、主に経済問題の側面から論じられることが多いのだが、実際には、今よりずっと貧しい、食うや食わずの時代でも、高い結婚率と出生率を維持してきた。飢餓ラインぎりぎりで暮らしていても、家庭をもち、子どもをつくり続けてきたのである。ところが、今では、多くの人が、自分一人で過ごす時間や自分のために使うお金を削ってまで、家族をもちたいとは思わなくなっている。

それは経済問題とは別のところに原因がある。そこには愛着が稀薄になり、回避型愛着スタイルが浸透していることが関わっている。われわれの身には、かつて存在した人類から、別の〝種《しゅ》〟へと分枝していると言えるほどの、生物学的変化が生じているのである。

いかに人生を全うするか

この問題について考えていく前に、まずは、回避型の愛着スタイルというものが何であるかを知っていただきたいと思う。それだけで、自分が周囲の人との間で抱えている困難や、やりにくさの正体が、ぐっとわかりやすくなってくることと思う。これまで、パーソナリティや愛着について、ある程度勉強され、知識をおもちの方も、両者の関係について、さらに整理が進むだろう。たとえば、回避型愛着スタイルに環境要因が加わり、それに対する適応戦略の結果、異なるパーソナリティに発展していくさまや、逆に、異なるパーソナリティの根底に、回避型愛着スタイルが共通因子として存在する状況がご理解いただけるだろう。

なぜ本書が、いくつかの愛着スタイルの中で、とりわけ回避型を取り上げたのか、その理由も自ずとおわかりいただけることと思う。回避型愛着スタイルは、その人の人生を困難にするだけでなく、この社会自体の維持を困難にする問題でもある。なぜそれが今進行しているのか、その理由を探ることも重要だが、回避型愛着スタイルの人にとってもっと重要なことは、自分の人生をいかに生きやすく、実りあるものにするかということだろう。

本書が力を注いだのは、回避型愛着スタイルの方が、いかにそのデメリットを克服し、自分のもてるものを活《い》かした、その人にもっともふさわしい人生を送ることができるかということである。それを考えるにあたっては、従来の常識的な価値観やライフスタイルの概念が通用しないことを念頭におかねばならない。回避型愛着スタイルは、新しい種の誕生にも匹敵する、根本的なライフスタイルの変動であり、まったく新しい価値観でしか、その人生を測ることはできないのである。

ただ問題は、その新しい価値観が、社会の維持と両立するかどうかは、今のところ不透明だということだ。われわれはまだ十分な見通しをもっているとは言えない。あらゆる思想も哲学も、とうに置いてきぼりを食らっている。テクノロジーの暴走と生物学的な崩壊に突き進んでいく状況に、さながらレミングの行進のように、誰もが引きずられながら道連れにされつつあるという状況である。

しかし、こうした状況の中でも、われわれは生きねばならない。種としての生き残りの問題とは別に、われわれの個としての人生を全《まっと》うしなければならない。そのための知恵と技術が、とりあえず必要なのである。本書の後半では、そのヒントになることをできるだけ提供したい。

なお、本書には多くの具体例が有名人のケースとともに出てくるが、一般人の事例は、実際のケースにヒントを得て再構成したもので、特定のケースとは無関係であることをお断りしておく。

目次

はじめに　3
現代人に広がる回避型の愛着スタイル／いかに人生を全うするか

第一章　新たな「種」の誕生!?……15

愛着スタイルとは／回避型愛着スタイルの特徴／意外に小さい遺伝的要因／愛着とは何か／愛着とスキンシップの違い／愛着を支える生物学的仕組み／オキシトシンは不安やストレスを減らす／稀薄な愛着がもたらすもの／人に甘えられない／人と寛げず、自己開示が苦手／一見〝ふつう〟に暮らしていても／親友と呼べる人が一人もいない／回避型愛着とパーソナリティ／自閉

症スペクトラムと回避型愛着スタイル

第二章　回避型愛着と養育要因……55
ネグレクトと回避／共感的応答の欠如／父親の影響／ホッファーの場合／山頭火の場合／過剰な支配と回避型／正しいことを強要しすぎる親／トラウマと回避性／横暴な親と本音を言えない子ども／両親の不和に傷つく子ども／「うつ」になるのを避ける

第三章　社会の脱愛着化と回避型
——近代化、過密化、情報化がもたらしたもの……81
情報過負荷と回避型愛着／愛着が不安定な人ほどメディア依存に／麻薬依存や覚醒剤依存と同じ／子育ての変容／近代化と危機に瀕する愛着システム／新生児室、ベビーベッド、保育所／不幸な連鎖が問題を加速する

第四章　回避型の愛情と性生活……97
親密な関係が築きにくい理由／回避型の人の子育て／回避型の人の愛情／不安型の人の子育て、愛情／両親の相補効果と相乗効果／介護への姿勢にもあらわれる／愛着と性の営み／プロセスはいらない／性行為を忌避する場合も／非人格的な性愛／相性と愛着スタイルの組み合わせ／性的営みの質が違う／独りよがりな行為になりやすい／結婚生活が窮屈に感じることも／回避型にとっての結婚／心の中の幻を求めて／キルケゴールの場合／偶像化され、固定化された愛／回避型にとっての幸福な結婚とは

第五章　回避型の職業生活と人生……143
職業生活でも、対人関係が課題／仕事と割りきる働き方／傷ついた心より問題解決／気がついたら孤立／冷静さと専門性が強み／弱音を吐くより、静か

に身を引く／自分の人生に対する無関心／面倒くさがり屋と現状維持／失敗に対する恐れ／チャンスから逃げ出してしまう／働かないで生きるのが理想／エリクソンのアイデンティティ探し／井上靖の場合／モラトリアムが種まきの時期となれるか／山頭火の危機を救ったもの／乞食という生き方／欲のために働かない

第六章　回避の克服……187

二段構えの課題／回避を合理化する思考／傷ついた体験を語る段階／ユングの場合／トラウマ記憶と症状の二重のハードル／回避を突破する／高すぎる期待値を下げる／森田正馬の場合／必要は行動の母／情報通信依存を脱する／同好の集まりを活用する／人とのつながりが人生を動かす

第七章　愛着を修復する……………………………229
人を癒し回復させるものは何か／安全基地が生むマジック／回避型にとっての良い安全基地とは／沈黙を無視と受けとらない／いなくなっても心の中に存在し続ける／安心感と関心の共有が心の扉を開く／主体性と責任の回復／直接のきっかけと、根底にある問題／浮かび上がる愛着の問題／自分を縛っているものを自覚する／愛着の傷を癒す／受容と励ましのバランス／従来の認知療法とその限界／マインドフルネスと新しい認知療法／世話をすること、働くこと、愛すること／運命の声に従え／弱点も補い合える／同じ傷をもつがゆえに／幸福な結婚生活／自分の人生から逃げない／宮崎駿は、いかに回避を脱したのか／いざ生きよ
おわりに　288

愛着スタイル診断テスト　297
主な参考文献　298

第一章　新たな「種」の誕生!?

愛着スタイルとは

人との関係がいつも安定し、信頼関係が育《はぐく》まれ、親密な関係を楽しむことができる人がいる一方で、対人関係が不安定だったり、表面的だったり、関係ができにくかったり、できても長続きせず、親密な信頼関係が築かれにくい人もいる。こうした違いの根底にあるのが、愛着スタイルだと考えられている。

愛着スタイルは、幼いころからの母親との関わりに始まり、さまざまな対人関係を経験する中で確立されるもので、単に心理学的というだけでなく、生物学的な特性でもある。群れで行動するのを好む種がいるのと同じように、単独で行動するのを好む種がいる。そうした違いは、生物学的なものであるが、愛着スタイルの違いも、それに近い特性だと言えるのである。

愛着スタイルは、大きく安定型と不安定型に分けられ、不安定型は、さらに不安型（とらわれ型。子どもでは両価型と呼ぶ）と回避型（愛着軽視型）に分けられる。不安型と回避型の両方が重なった、恐れ・回避型（子どもでは混乱型）や、愛着の傷を生々しく引きずる未解決型と呼ばれるタイプもある（次ページ図参照）。愛着システムがバランスよく機能している状態が安定型だとすると、不安型は、愛着システムが過剰に敏感になり、働きすぎた状態だと言える。一方、本書のテーマである回避型は、愛着システムの働きが抑えられ、低下した状態である（自分がどの愛着スタイルに当てはまるかについては、巻末の「愛着スタイル診断テスト」を参照）。

ひと言で「愛着が不安定」といっても、不安型と回避型は正反対のベクトルをもつ。たとえば、別れというストレスフルな場面での反応も正反対である。不安型は、相手にしがみつこうとし、泣き叫んで抵抗する。しかし回避型は、クールで、あまり表情を変えない。

困ったことが起きた場合の反応も大きく異なる。不安型は、誰かれなく相談しようとし、過剰なまでに大騒ぎをする。しかし、回避型は何事もないかのように、ただ一人で耐える。不安型は、甘えられる人なら誰にでも甘えようとするが、回避型は、誰にも本音が言えず、甘えられない。

愛着スタイルの分類

- **安 定 型**
- **不安定型**
  - **不安型**（「とらわれ型」とも。子どもでは「両価型」）
  - **回避型**（愛着軽視型）
  - **恐れ・回避型**（子どもでは「混乱型」）
  - **未解決型**

たとえば、同じように不安定な境遇で育った子どもでも、周囲の顔色に敏感で、周囲に気に入られようと気をつかうタイプと、まったくわれ関せずで、対人関係に冷めた態度をとるタイプがある。それぞれ不安型と回避型に特徴的な反応だと言える。

実際には、両方の要素が混じることも少なくない。それが、恐れ・回避型で、人に過剰に気をつかい、親しみを求める一方、誰にも心を許せず、他人が信じられないという点を特徴とする。もっとも不安定なタイプの愛着スタイルである。

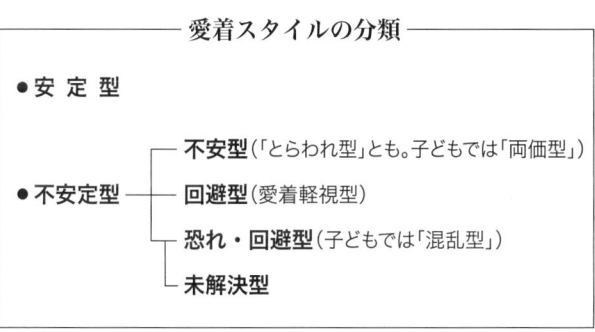

本書で主に取り上げるのは、回避型愛着スタイルであるが、それ以外のタイプについても、比較する際などに、ときどき言及することになろう。

なお、回避性愛着障害は、愛着回避（親密な関係を避ける傾向）がより重度で、社会適応に困難を生じるレベルのものを指す。もともと子どもの疾患概念であった愛着障害には、誰にも心を開かない抑制性愛着障害と呼ばれるタイプがあるが、それは虐待やネグレクトを受けた子どもにもちいる非常に狭い概念のため、大人にも広く当てはめることのできる概念としては、「回避性愛着障害」という用語をもちいることとする。

以下では、回避性愛着障害も含め、回避型愛着スタイルとして論じていく。

回避型愛着スタイルの特徴

回避型愛着スタイル（以下、単に「回避型」とある場合は「回避型愛着スタイル」、「不安型」は「不安型愛着スタイル」、「安定型」は「安定型愛着スタイル」のことを指す）の最大の特徴は、他人との間に親密な関係を求めようとしないという点にある。回避型の人は、自分の心中を明かさず、相手が親しみや好意を示してきても、そっけない反応をしがちである。他人といっしょに過ごすことよりも、基本的に一人で何かすることの方が気楽に楽しめる。他人と過ごすことにまったく興味がないわけではないし、その気になればできないことはないが、そこには苦痛と努力を伴うのである。

その中には、回避性パーソナリティと呼ばれるようなタイプの人も含まれる。このタイプは、傷つくことや拒否されることに極度に敏感で、そうした危険を避けるために、人と親密になったり、自分が目立ったり、責任を担ったりすることを極力避けようとする。

　しかし、回避型愛着スタイルの持ち主は、回避性パーソナリティのように不安が強く、消極的なタイプの人ばかりではない。一見すると、自信に満ち、傲慢《ごうまん》な人や、冷酷、人を平気で搾取するようなタイプの人もいる。だが、見かけは正反対でも、親密な関係や持続的な関係をもつことを避けようとする点では共通している。

　つまり、回避型の本質は、不安が強いとか消極的ということではなく、親密な信頼関係や、それに伴う持続的な責任を避ける点にこそあるということだ。親密な信頼関係とは、持続的な責任と結びついている。回避型の人は、それを面倒に感じてしまうのである。たとえば社会的にも経済的にも結婚や子育てが十分可能な境遇にあっても、それらを重荷に感じ、是が非でも結婚したい、子どもをつくりたい、という意欲や関心が乏しい傾向がみられる。持続的な責任が生じることを意識したとたんに、愛の情熱さえ冷《さ》めてしまう場合もある。

　このタイプのもう一つの特徴である感情や情緒を抑える傾向も、親密な関係や持続的な責任を避けるということと、実は密接に結びついている。なぜなら親密さは、情緒的なものなくしては成り立たないからだ。情緒的なつながりこそが愛着であり、本当の親密さなのである。

しかし、情緒的な愛着が生まれることは、そこに持続的な責任が生じることを意味する。責任から逃れるためには、愛着は足枷《あしかせ》になる。愛着を稀薄にしかもたないことは、親密な関係を避けるとともに、持続的な責任に縛られるのを避けることでもある。その意味で、回避型の適応戦略は、親密さを避けることで、情緒的な束縛や責任からも自由でいようとする生き方だと言えるだろう。

意外に小さい遺伝的要因

人づきあいが苦手であるとか、親密な関係を好まないとか、一人の方が気楽といった回避型の特徴は、生まれもった特性のように思われがちだ。かつて、こうした傾向の人は、シゾイド（分裂気質）と呼ばれ、先天的な素質によるものだと考えられてきた。ところが、研究が進むにつれて、愛着スタイルを決定するのは、遺伝要因よりも、むしろ環境要因であることがわかってきた。

より正確に言えば、遺伝要因も四分の一くらい関係するが、四分の三くらいは、養育環境などの環境要因によって決定されるということである。それも幼いころの影響がもっとも大きく、特に一歳半までの養育環境が重要と考えられている。

ただし、それ以降の環境も関わっており、学校や社会における対人関係の影響も少なくない。意外に大きいのは、恋人や配偶者といったパートナーからの影響である。この点については、後でていねいに扱うとして、まずここで頭に入れておいてほしいのは、一見、生まれもったものに思える愛着スタイルも、実は、後天的な体験で形づくられた部分が大きいということである。

それに関連して、示唆に富む一つの研究がある。

オランダのファン・デル・ベームらは、生まれて間もない赤ん坊の中から、気難しく、よく泣いて手のかかる赤ん坊を百人選びだし、それを半数ずつ二つのグループに分けた。一つのグループには、特別な働きかけは行なわず通常通りの対応とし、もう一つのグループには、生後六か月から三か月間、赤ん坊への反応を積極的に増やすように母親に指導した。そして、生後一歳と生後二歳の時点で、赤ん坊の愛着タイプを調べたのである。

結果は驚くべきものであった。通常の対応しか行なわなかったグループでは、多くの子どもが回避型の愛着を示したのに対して、豊かに反応するように指導したグループでは、ほとんどが安定型の愛着を示したのである。しかも、この傾向は、二歳の時点でも認められたのである。

生後六か月から三か月間、こうした働きかけを行なっただけで、愛着が大きな影響を受け、しかも、その影響が持続的に認められたという事実は、愛着がいかに後天的な養育の影響を受けやすいかということを示している。

生後二歳の時点で認められた愛着タイプは、三分の二の人で、成人した時点でも変わらずに認められるとされる。ゼロ歳のときの親の関わり方のちょっとした違いが、その人の行動パターンや対人関係のあり方に、生涯続くような影響を及ぼすのである。

この研究結果は、同時に、非常に重要なことをわれわれに教えてくれる。生まれつきの〝性格〟とされているものも、実は養育者（親）の関わり方によって、かなり左右されているということである。逆に言うと、注意を払った養育を行なうことによって、子どもに、適応能力の高い、安定した〝性格〟を授けることも可能だということだ。

幼いころならば、親が関わり方を変えることによって、比較的短期間に愛着スタイルを安定したものに変えられる。回避的な傾向を示していた子どもでも、関わる時間やスキンシップを増やし、本人の反応に、親の側が共感的な応答を増やすようにすることで、愛着は安定したものに変化し得るのである。

そのことは低年齢のときほど容易であるが、年齢が上がってからも、まったく不可能と言うわけではない。愛着スタイルは、しだいに固定化され、容易には変わらなくなるが、まったく不変というわけではないからだ。成人の場合であっても、不安定型だった愛着スタイルが安定型に変わることもあれば、その逆のケースもある。その場合、身近でいっしょに過ごす人の愛着スタイルの影響が大きい。つまり、幼い子どもに対するのと同様に、関わり方に配慮することによって、愛着スタイルが安定したものに変化していく。それについては、後ほどじっくりと述べていくとして、まず、愛着とは何かという基本的なところからみていこう。

愛着とは何か

そもそも愛着とは何であろうか。何のために愛着というものが育まれ、それにはどういう働きや意味があるのだろうか。また、愛着が乏しい回避型愛着しか育まれずに育つということは、何を意味し、どういう影響があるのだろうか。

愛着という現象は、誰もが身近で体験していることであるが、その現象を改めて「発見」し、この現象がもつ心理学的な意味だけでなく、生物学的意味を明らかにしようとしたのが、イギリスの精神科医ジョン・ボウルビィである。

ボウルビィ以前の考え方では、子どもが母親に愛着するのは、母乳をもらえるという実利的な理由からだとされていた。ところが、ボウルビィが戦災で孤児となった子どもたちを調査してわかったことは、いくら栄養が与えられても、子どもたちはうまく育たないということである。子どもが育つには、母親が必要だったのである。ボウルビィは、母親を奪われることによって起きた子どもの異常な状態を、当初、「母性愛剥奪《はくだつ》」という概念で捉えようとした。

その後、さらに研究が進むにつれて、母親に抱っこされるといった身体的な接触や結びつきが、子どもの成長に不可欠な役割を果たしていることが明らかとなった。そのことは、動物実験などでもよく知られるようになった。

たとえば、心理学者ハーロウがアカゲザルやマカクザルに対して行なった有名な実験がある。

仔ザルは、母ザルから離されると、成長することなく死んでしまう。いくらミルクを与えても育たないのである。しかし、ある工夫をすると、育つことができる。それは、仔ザルが掴《つか》まれるような母ザルの人形を用意するということであった。ハーロウは、哺乳瓶を取りつけた針金の人形（ハードマザー）と、哺乳瓶はないが、柔らかい肌触りの布を巻きつけた人形（ソフトマザー）を用意し、どちらで仔ザルが長く過ごすかを調べた。その結果わかったことは、仔ザルは、ソフトマザーのもとで過ごすのを好むということである。つまり、仔ザルにとって、母乳をもらうのに劣らないくらい、しがみつき、柔らかく自分を支えてくれる存在が必要だということだ。

しかし、生き延びることはできても、本来の母親をもたずに育った仔ザルは、重大な欠陥を抱えていた。不安が強く、他の仲間との遊びに加わることができず、社会性を身につけることが困難だったのである。仲間に加わることができるようになった場合でさえも、どうしても克服できない問題があった。それは、異性との関係や子育てであった。母親に育てられなかった仔ザルは、青年期を迎えても、異性とパートナーシップを結ぶことや、さらには子どもを育てるということがうまくいかなかったのである。

これらのことは、決して仔ザルだけの話ではなく、人間にも通じる。抱っこなどのスキンシップがなくては、子どもはちゃんと成長することはおろか、生存することもままならないのである。かつて、施設に収容された孤児の九割は、育つことなく亡くなっていった。後にスキンシップが重要だということがわかり、この点に配慮するようになって、死亡率は大幅に低下した。しかし、その中身は、一定の時間に、保育スタッフが、赤ん坊の体にタッチして回るだけというようなお粗末なものだった。それでも、生存率を改善できたのだ。しかし、母親に育てられなかった子どもは、生き延びることはできても、成長や発達に重大な障害を抱えてしまうなど、なかなかうまく育たなかった。パートナーの獲得や子育てということについても、大きな問題を抱えやすかったのである。

人間の場合には、過酷な境遇で育っても困難を克服できるケースもあり、その点は、サルの場合と同じではない。高い知能や順応性をもち、社会的な支援の仕組みを発達させてきた人間ならではの強みと言えるだろう。

だが、そうした幸運なケースは一部であった。そもそもスキンシップを増やすということだけでは、十分ではなかったのである。いったい、何が不足していたのだろうか。母親に育てられた子どもとそうでない子どもの違いは、どこに由来するのであろうか。

ボウルビィは、それが単なるスキンシップや世話の問題ではなく、愛着と呼ぶべき生物学的な現象に負っているということを明らかにしたのである。

ところで、今日《こんにち》起きていることは、ちゃんと母親がいて、世話を受けて育ったはずなのに、人形の母親に育てられた仔ザルに似た問題を抱えてしまうということである。それが、他ならぬ回避型愛着の問題である。ちゃんと育てているはずなのに、どうしてそうしたことが起きてしまうのだろうか。

愛着とスキンシップの違い

ハードマザーの仔ザルや母親のいない子どもの悲劇は、スキンシップが不足するだけでなく、愛着が十分に育まれないことから生じる。愛着は、抱っこしてもらったり、栄養を与えられたり、世話をされることだけでは、うまく育まれない。そこには、愛着に不可欠なもう一つの要素が関わっている。

単なるスキンシップと愛着の大きな違いは、対象に対する選択性があるということだ。つまり、誰にでも抱っこや愛撫《あいぶ》をしてもらえばいいというわけではない。愛着した対象からの抱っこや愛撫でなければ、安心感が保証されないのである。

愛着が選択性をもつということは、愛着が、特定の人との特別な結びつきであるということだ。安定した愛着が生まれるためには、スキンシップをされる相手が母親であるというだけでは不十分である。生みの母親であっても、絶えず子どものそばにいて育てなければ愛着は成立しない。わが身のことは後回しにしてでも、子どもに常に関心を払い、世話を焼いてはじめて、子どもの母親に対する愛着は育まれる。求めたときに、変わらずに応えてくれる存在に、人は愛着するのである。

その愛着も、いつでも育まれるというわけではない。生まれてから一歳半くらい、せいぜい二歳までが、愛着が成立する上でのタイムリミットである。それまでの間に、身を挺《てい》して世話をしてくれる特定の養育者がいてはじめて、本来の愛着が生まれるのである。

この時期に愛着が形成されなかった場合、子どもは、養育者との間に安定した愛着をもつことができないだけでなく、誰との間にも安定した愛着を育むことが困難となる。

最初の養育者となる母親の役割が重要なのは、そうした意味においてである。母親は、子どもの対人関係だけでなく、ストレス耐性や不安の感じ方、パートナーとの関係や子育て、健康や寿命に至るまで、生存そのものに関わる影響を、それこそ生涯にわたって及ぼす。やはり特別な存在なのである。

ボウルビィは、愛着という仕組みが、子どもの生存を守るために進化したものだと考えた。この仕組みがあるから、赤ん坊は特定の養育者にしがみつこうとする。養育者も赤ん坊を絶えず手放さないようにして育てる。実際、サルの研究によると、仔ザルが幼いうちは、母ザルは片時も体から離そうとしない。仔ザルも、母ザルから一瞬でも離れそうになると、激しく泣いて母親を求める。そうした仕組みが、外敵から子どもを守る上で不可欠なものであることは、容易に推測される。

仔ザルは成長するにつれ、徐々に母ザルから離れる時間や距離が増していくが、人間のように長時間、幼い子どもを他人のもとに預けるようなことは、決してしない。母親から離れるということが、強いストレスを生み、脳の発達にさえ影響する。そのことは、動物実験によっても裏づけられている。生まれて間もない時期に、母親からほんの数時間離した動物の赤ん坊では、大人になってから脳を調べてみると、受容体の数や神経線維の走行に明らかな違いが認められるのである。実際、こうした子どもは、ストレスに対して過敏な傾向を示す。

成長するにつれて、子どもは母親のもとを離れるようになるが、皮肉なことに、母親との愛着が安定した子どもほど、活発に冒険し、外界を探索し、他者と交わろうとする。愛着した対象への信頼感や安心感が、子どもが積極的に活動する上での後ろ盾となるのだ。この後ろ盾としての機能を、「安全基地（safe base）」と呼ぶ。愛着が安定した子どもは、社会性や活動性が高いだけでなく、知能も高い傾向を示す。安全基地が、子どもの学習や吸収の機会をバックアップしているからである。

愛着を支える生物学的仕組み

ここ数十年、愛着というものが軽視されてきたのは、それが、いわば動物的で原始的な感情であり、栄養や教育、経済的豊かさといった近代的な課題に比べれば、単なる心理的な問題で、大して重要でないと考えられたためであった。すなわち、人類が野蛮な状態から文明化し、さらに進歩していく上で、乗り越えなければならない過去の遺物、尻尾《しっぽ》の名残を示す尾骨のようなもので、いずれはなくてもすまされる程度のものとみなされたのである。

ところが、その考えはまったく事実を見誤っていた。愛着は、単なる心理的な問題などではなく、生存を支える生物学的な仕組みとして不可欠な役割を担っていたのである。愛着を疎《おろそ》かにすれば、いくら豊かになろうと幸福を感じることを困難にし、そのことが個の生存を脅かすことにつながる。それればかりか、夫婦関係や子育てに支障を来すことで、人類という種の生存さえも脅かしかねない問題であることが明らかとなってきたのである。

このことを理解するためには、愛着を支える生物学的な仕組みについてみていかねばならない。

愛着という現象は、オキシトシンとアルギニン・バソプレシンと呼ばれるホルモンの働きによって支えられている。オキシトシンは、特に女性において重要であり、アルギニン・バソプレシンは、特に男性において大切な役割を果たしている。ただ男女ともに、どちらのホルモンも存在し、補い合う関係にある。

かつて、オキシトシンは、乳汁分泌や分娩に関与する原始的なホルモンと考えられてきた。ところが、二十世紀も終わりごろになって、子育てやパートナーとの絆《きずな》にも関係することが、動物での研究からわかってきたのである。

オキシトシンの働きを阻害する薬品を動物に注射すると、親は子育てに無関心になる。つがいが生涯添い遂げることで知られるオシドリも、平気で浮気をするようになり、夫婦関係は崩壊してしまう。オキシトシンが働かなくなっただけで、このありさまである。

またオキシトシンは、夫婦関係や子育てだけでなく、社会性全般にも作用していることがわかってきた。オキシトシンの働きが活発だと、その人は対人関係で積極的になるだけでなく、人に対して優しく、寛容で、共感的になりやすい。逆にオキシトシンの働きが悪いと、人に馴染《なじ》みにくく、孤立的にふるまうようになり、また過度に厳格になったり、極端な反応をしやすくなる。

オキシトシンは不安やストレスを減らす

オキシトシンには、他にも重要な働きがある。それは、ストレスや不安を抑える効果である。オキシトシンの働きがよい人は、不安やストレスを感じにくく、うつやストレスに関連した病気にかかりにくい。

オキシトシンの働きには、大きな個人差があり、それがストレス耐性の違いともなる。では、オキシトシンの働きの違いは、何によって決まるのだろうか。

実は、その最大の要因は、幼いころに安心できる養育環境で育ったかどうかということなのである。安心できる環境で育った人は、脳内にオキシトシン受容体が増え、オキシトシンがスムーズに作用するので、その働きがよい。ところが、虐待されたり、ネグレクト（育児放棄）を受けたりした子どもでは、オキシトシン受容体が脳内にあまり増えないため、オキシトシンの働きが悪く、ストレスに敏感になってしまう。

恵まれない境遇で育った子どもが、成長した後、社会性や対人関係の維持、子育てにおいて困難を抱えやすいのも、単なる心理的な影響ではなく、オキシトシンなどのホルモンからなる生物学的な仕組みが、うまく機能しなくなることが原因だったのである。

愛着崩壊と回避型愛着が、生物学的にどういう状態に行きつくのかを考える上で、示唆に富む例がある。それは、アメリカのハタネズミを調べた研究である。

ハタネズミには、草原に住むプレーリーハタネズミや、標高の高い山地に住むサンガクハタネズミなどがいる。このプレーリーハタネズミとサンガクハタネズミは近縁の種でありながら、まったく異なるライフスタイルをもつ。

プレーリーハタネズミは、つがいを形成し、大家族でいっしょに暮らす。つがいの関係は、どちらかが死んでしまうまで生涯続く。母と子の結びつきも強く、少しでも母ネズミから離されると、仔ネズミは激しく鳴き叫ぶ。

一方、サンガクハタネズミは、一匹で暮らす。発情期になると異性を求め交尾するが、セックスだけの関係であり、ことが終わると、もう出会うこともない。母親は一匹で子どもを育てるが、子育てが終わると、子どもは巣から追い出され、その後は他人どうしとして暮らす。子育て中も母親との結びつきはあっさりとしていて、母親から離されても無関心で鳴きもしない。こうした反応は、回避型の子どもによく似ている。

二つの近縁種が、どうしてこれほど異なるライフスタイルをもつのかと言えば、実は、オキシトシン・システムの些細《ささい》な違いによる。プレーリーハタネズミは、オキシトシン受容体が脳に豊富に存在するだけでなく、線条体と呼ばれる快楽中枢にも、オキシトシン受容体が多く存在する。それに対してサンガクハタネズミは、オキシトシン受容体が少なめで、かつ線条体にはほとんど存在しない。

オキシトシンが分泌されたとき、プレーリーハタネズミには、歓びという報酬がもたらされ、それがパートナーや子どもとの関係を維持するのを助けるが、サンガクハタネズミの場合、不安は軽減されても、歓びまではもたらされないので、パートナーや子どもといっしょに居続けることが積極的には求められないのである。

そのわずかな違いによって、プレーリーハタネズミは、愛着が強く、関係が半永久的に維持する生き方をし、サンガクハタネズミは、愛着が稀薄で、関係もそのときしか維持されない生き方をする。誰に対しても愛着が生まれにくい回避型愛着スタイルの人は、サンガクハタネズミの生き方に近いと言えるだろう。

稀薄な愛着がもたらすもの

回避型の人のこうした傾向は、たとえば、親子以外の人間関係にもあらわれる。親しくつきあっていた友だちでも、顔を合わさなくなれば、すぐに縁遠くなり、交友も途絶《とだ》えてしまう。学校や職場で、親しく口を利く仲でも、あくまでその場だけの関係で、プライベートな時間を犠牲にしてまで関わりをもとうとはしない。

距離の近い親密な関係には、安らぎよりも苦痛を感じてしまう。肌がふれあうような密着した関係やスキンシップには、心地よさよりも不快さを感じる。だからセックスにも、煩わしさを感じる面がある。

このように、愛着の強さ、稀薄さというものは、人との距離感に、違いがはっきりとあらわれる。それは、子どもにとって一番近い存在であるはずの母親との距離にも当てはまる。

子どもの愛着を調べる検査で一般的なものは、母親が子どもから離れたときと、再会したときの反応をみるという方法で行なわれる。愛着が安定している子どもは、母親と離れることに不安を感じるが、過剰というほどではなく、母親が戻ってくると再会を喜ぶ。ところが、両価型（不安型）と呼ばれるタイプの子どもは、母親と離れることに過剰な不安を示すだけでなく、再会しても、母親のことを素直に受け入れられず、怒りや抵抗を示す。一方、回避型の子どもは、母親がいなくなったことにも、戻ってきたことにも無関心である。

大人の場合でも、こうした特性の違いをみることができる。恋人や家族と離ればなれになったとき、ひんぱんにメールや電話をよこし、メールの返事が遅かったり、相手がすぐに電話に出ないと不機嫌になったりする人は、不安型の特徴を示していると思われる。片や、出て行ったきり、メールも電話もめったによこさないというタイプは、回避型の傾向が強いと言えるだろう。回避型の人は、不安型の人とは反対に、いったん離ればなれになると、相手のことは心から締め出してしまう。「去る者日々に疎《うと》し」なのである。

だから本来、非常に強い愛着の絆で結ばれているはずの親子関係においてさえも、どこか淡々としている。両親と何年も顔を合わさなくても淋しさを感じない。思い出すこともあまりなく、そもそも懐かしいという感情を抱《いだ》くことが少ない。懐かしさとは、愛着があればこその感情だからである。

また、子ども時代や昔のことを、あまり覚えていなかったり、特に、つらい体験については、思い出さないという傾向もみられる。亡くなった人についても、速やかに忘れてしまえる。死別に際して、冷静で、あまり悲しみの感情を覚えない。そうすることで、自分を守っているのである。

人に甘えられない

回避型の人は、人に頼ったり、人に助けを求めたりということがない。他人は当てにできないものという観念が強いからである。下手に弱みをみせれば、非難されたり、余計ひどい目に遭《あ》わされるという不信感もある。

だから、問題やトラブルが起きても、自分の力だけで解決しようとすることになりがちだ。人に相談したり、解決を手助けしてもらったりということが苦手なのである。その結果、孤立無援の中で、一人奮闘するということになる。

しかし、どんなに高い能力をもっていたとしても、個人の力は知れたものである。限界を超えるようなストレスがかかったり、解決困難な問題に出くわすと、追いつめられ消耗することとなる。もう無理だというところまで耐え続け、突然、心が折れてしまうということにもなりやすい。そんなときでも、自分の苦しい気持ちを他の人に訴えることはせず、ただ逃げ出すことで自分を守ろうとするのである。

どうにか耐えることができているときは、問題など何もないかのように、涼しい顔をしている。そのため周囲も異変に気づかない。しかし、心よりも体の方が先に悲鳴を上げ、頭痛や腹痛、下痢、吐き気、動悸《どうき》、めまいといった身体症状になってあらわれることも多い。

安定型の人が、同じく困った状況やストレスを感じる状況におかれたときには、人との関わりや接触を求めようとする。人のぬくもりに安心や癒しを求めようとするのである。しかし、回避型、特にネグレクトを受けたタイプの人は、逆に一人になろうとする。人の助けさえも、煩わしいものとなってしまうのだ。

昨今増えている回避型には、子どものころに親から強い支配を受けたタイプがあり、このタイプの人は、人に甘えられない面と、親や配偶者に過度に依存してしまう面を併せ持つ。それゆえ親離れや自立にも困難を抱えやすい。

これに関連して、先のハーロウは興味深い実験をしている。仔ザルを他の集団から隔離し、母ザルとだけいっしょにして、その成長を観察した。すると、その仔ザルは、成長した後、集団に適応することができなかったのである。

この実験結果は、母親の重要性を割り引くものというよりも、母親には、安全基地となることで、子どもが外界への冒険や他者との交わりを安心して行なえるよう支える役割があるということを意味している。それは、まさに安全基地というものの本来の働きである。

人と寛げず、自己開示が苦手

回避型の情緒的な面を抑える傾向は、強みになることもある。悲しい場面やつらい場面に遭遇しても、冷静でクールに対処できる。だから、仕事や趣味にも集中できる。実際、回避型の人は、情緒的な問題がからまないことの方に力を発揮しやすいのである。

こうした、回避型の特性は、また別の特性にも結びつく。それは、人といっしょにいることに安らぎや楽しさを味わいにくいということである。

ネグレクトされたタイプの回避型も、過剰な支配を受けたタイプの回避型も、同じである。ネグレクトされた人は、人間関係を楽しむ回路が育っていない。過剰な支配を受けた人は、また非難されたり、無理な要求をされるのではないかと身構える習慣がついているので、他人といると緊張したり、気づまりを感じてしまう。

こうした、気楽に人との交わりを楽しめない特性は、自己開示や感情表現が苦手という回避型のもう一つの特性とも密接に関係している。親にありのままに受け止められてきた人は、自分の感情や意思を自然に表現することができるが、親に無視されたり、否定されたり、親の意思を押しつけられて育った人は、自己開示にブレーキをかけてしまう癖がついている。自分を表現しようとすると、無意識のうちに抑圧がかかり、極度に緊張したり、言葉が出てこなくなったり、頭が空っぽになったように感じてしまうのである。それにより自己表現の機会を避け続ければ、ますます自分の気持ちや意思を言葉にすることが難しくなる。

カウンセリングなどの場面で、回避型の人に、過去のつらい体験について訊《たず》ねても、思い出すのに時間がかかる。思い出すのを避けようとすることもしばしばだ。最初の段階では、

「何も問題はない」という反応が返ってくることも多い。しかし、回を重ねて話をするうちに、つらかった体験を思い出し、向き合うのを避けるために問題にフタをしていたことに気づく。

ある二十代の青年は、「親密な対人関係がうまく築けない」「対人関係が長続きしない」という問題に悩んで、相談にやってきた。青年は、誰に対しても心を開くことができず、親友と呼べるような同性の友人は一人もいなかった。

彼は誰かにいつもそばにいてもらわないと不安で、その役割を恋人に求めていた。恋人といっても、その女性に心から惹《ひ》かれているとか、信頼しているとか、継続的な関係をもちたいというわけではなく、ただ、いっしょにいてくれる存在として必要としているだけだった。その一方で、いずれ恋人が自分から去っていくのではないかという不安にも絶えず苛《さいな》まれていた。

青年は、そうした不安定な対人関係しかもてないことを、自分の問題だと考えていた。両親は彼が幼いころに離婚し、彼は母親と義父に育てられた。彼に両親との関係について訊ねると、彼は「何も問題はない」「良好だ」と答え、両親が何の口出しもせず、自分のしたいようにさせてくれ、経済的な援助を与えてくれていることに感謝の気持ちを述べた。

だが、その後、親との間に起きたエピソードをぽつぽつと語る中で、母親は、彼の気持ちを汲《く》みとるというよりも、自分の都合や期待を彼に押しつけ、彼はそれに応えようと、いつも母親に合わせてきたことに気づくようになる。そんな支配的で、共感的な愛情に乏しい母親は、彼にとって「安全基地」となるはずもなかった。一方、義父の方は、母親の陰に隠れるようにして、彼に直接関わることを避けていた。結局、真の情緒的な交流など、母親とも父親ともまったくなかったのである。

こうして成長した彼は、回避的かつ不安の強い、恐れ・回避型の愛着スタイルを抱えることとなった。心から愛しているわけでもない女性との不安定な関係に、支えを求めるしかなかったのだ。


回避型の人は、「気持ちをはっきり表しなさい」とか、「自分が感じたことを話してください」と言われると、とたんに言葉を失ってしまう。もっともらしい理屈を並べはしても、本当の気持ちが抜け落ちていたりする。仕事の上であれば、それで通用するが、誰かと親密な間柄になると、相手は気持ちを共有することができないと感じ、関係が深まりにくい。自分の気持ちや感じていることを口にしないので、打ち解けることができないのである。

回避型の人は、話をふられるととっさに反応できず、肝心なところで沈黙してしまうことも多い。ふだんから、感情によって言葉が出てくるのではなく、頭で考えて言葉にしているからである。自分の気持ちではなく、相手の意図から逆算し、それに対して適切と思われる表現を選んで、言葉を組み立てるという作業を行なえば、時間がかかるのは当然である。

そうした反応に対し、周囲はもどかしく思ったり、無愛想だと思ったりする。ときには、無視されたと誤解されることもある。

責任や縛られるのがイヤ

親密な関係を避けるということは、縛られるのを嫌うということでもある。逃れられないしがらみや重い責任がかかることに、息苦しさやプレッシャーを感じ、いつでも逃げ出せるような状況の方が安心なのである。ネグレクトされて育った回避型の人は、特にその傾向が強い。野良犬が、人に飼われ、犬小屋で暮らせと言われても、それを窮屈に感じるのと同じで、ふとまたさまよい出たくなるのである。

就職や昇進、結婚や子どもの誕生といった慶事《けいじ》も、このタイプの人にとっては、自由を奪う頸木《くびき》にすぎない。社会的なしきたりや世間的な価値観に合わせて暮らしてはいても、心の奥では無理が生じている。生き埋めにされているような息苦しさを感じているのである。

過剰に支配されて育った回避型の人は、また別の意味で、責任や負担が増えることに抵抗感を覚える。このタイプの人にとって人生は、鞭《むち》をふるわれ、駈《か》け続けてきた馬車馬のそれのようなものである。子ども時代が終わるころには、やらされることに飽き飽きしている。自分で何かしようとしても、失敗すれば責められるだけなので、余計なことはしないという行動パターンが定着している。だから、新しくチャレンジすることに対して臆病《おくびょう》になりがちである。

一見〝ふつう〟に暮らしていても

以上述べてきたのが、回避型の人に共通してみられやすい特徴である。もちろん、その人の人となりを形成するのは、愛着スタイル以外の要素もあるので、同じ回避型でも幅がある。遺伝子タイプと、生育環境といった環境要因との相互作用の中で、愛着スタイルにはさまざまな修飾がなされ、それぞれのパーソナリティとして分化していく。

だから、ひと口に回避型愛着スタイルといっても、さまざまなパーソナリティの傾向を示すことになる。逆に、同じパーソナリティの傾向をもっていても、根底にある愛着スタイルによって、その特性や社会適用のしやすさが、かなり違ってくる。

また、回避のレベルも、さまざまである。親密な関係を求めないといっても、一見すると非常に社交的で、そつなく社会生活を送っているように思える人もいる。結婚をして子どももいて、ふつうに家庭生活を営んでいる人も少なくない。ただ、一歩プライベートな領域に踏み入ると、実は親友と呼べる人は一人もいないとか、家族と会話らしい会話もなく、自分の楽しみに没頭しているとか、セックスレスであるといった問題がみえてくる。

一人で暮らしている人でも、本当に孤独なケースから、次々と相手を変えて猟色《りょうしょく》に励むというケースまで幅広い。しかし、本来の意味で、親密かつ責任ある関係を避けているという点では共通している。

倫理観や協調性といった点でも、育った環境をはじめ、さまざまな要因によって修飾が加わる。ひと口に共感性や情感が乏しいといっても、冷酷で、他人の苦しみに無頓着《むとんちゃく》で、他人を平気で搾取するような人もいれば、極めて禁欲的で、正義感が強く、社会のために身を捧げ、偉人として崇《あが》められるような人もいる。ただ、どちらの場合も、人間的な感情や温《ぬく》もりにあふれた人生を送るよりも、過酷な人生になりがちだという点では通ずるものがある。

つまり、人間的な温かさ、優しさといったものとは、どちらも無縁なのである。

回避型愛着とパーソナリティ

では、各パーソナリティのタイプごとに、回避型愛着を示す場合の特徴を整理してみよう。

①回避性パーソナリティ・タイプ――嫌われるという不安が強い

回避性パーソナリティとは、傷つくことに敏感で、少しでも失敗したり、責任が生じたりする状況を避けようとする傾向を特徴とするタイプである。回避型愛着スタイルを合併することが多いパーソナリティ・タイプの一つであるが、回避性パーソナリティには、不安型の愛着スタイルを示す人も少なくない。

回避性パーソナリティの適応戦略は、苦しい思いをしてリスクを冒すより、消極的に現状維持や危険の回避を優先するというものである。その背景には、元来神経質で不安が強い遺伝的特性をもっていることに加え、親による過干渉かつ批判的な養育があることが多い。

いじめを受けたり、失敗して恥をかいたりした体験も、回避性の傾向を強めるきっかけとなる。こうした体験によって対人関係にネガティブな期待しか抱かなくなった結果、親密な関係を避けるような反応をしてしまうのである。

回避型の愛着スタイルが強い回避性パーソナリティの人は、人間関係に、より消極的で、クールで、われ関せずの傾向が目立つが、不安型の愛着スタイルを伴うケースでは、人の顔色に敏感で、人に認められたいという気持ちが強く、次に述べる、依存性の傾向を示すことも多い。

②依存性パーソナリティ・タイプ——顔色に敏感で、ノーが言えない

依存性パーソナリティは、やたらと相手の顔色をうかがったり、相手に迎合する傾向を特徴とするタイプである。一人では生きていけないと思いこみがちで、相手の機嫌をとることによって庇護《ひご》を得ようとする生存戦略を特徴とする。しかしその結果、自分にとって害のある人にまで迎合し、相手の不当な要求を拒否できないという問題が生じやすい。

依存性パーソナリティの人は、本来、不安型の愛着スタイルを示すことが多いが、子ども時代、親に支配されて育った場合や、親にネグレクトと支配の両方を受けて育った場合には、回避型の愛着スタイルと同居することがある。その場合、人と打ち解けることはできないものの、人の顔色や人からどう思われるかということには敏感で、気をつかいすぎて自己主張

を抑えてしまうため、周囲の状況に流されやすくなる。

一方、不安型の愛着スタイルを抱えた依存性パーソナリティで起きやすいのは、「強迫的な世話」という問題である。配偶者や子どもに尽くそうとするあまり、支配的なふるまいになり、それが相手の自立を邪魔する結果になりやすい。

ただ依存性パーソナリティでも、愛着スタイルが比較的安定している人の場合、旺盛なサービス精神や人に配慮できる能力を活かせば、家族の良き支え手となったり、また人気商売やサービス業などに就《つ》いて社会的にも成功しやすい。

③強迫性パーソナリティ・タイプ――勤勉で、責任感の強すぎる努力家

子どものころ、親から義務を強要されるような養育を受けてきた場合、その期待に押しつぶされてしまうと回避性パーソナリティを示しやすい。しかし親の期待に応えることに成功し、親の基準を自らの中に取りこんで、それに同一化した場合には、義務や責任を全うすることを最優先する人格が生み出されることになる。それが、強迫性パーソナリティである。

強迫性パーソナリティの人は、秩序やルールを重んじ、義務や責任を果たすことを至上命題として、勤勉に努力しようとする。それゆえワーカホリックになりやすく、自分のことを

顧みることが少ないため、心身症やうつ病にもなりやすい。

また、強迫性パーソナリティの人で、回避型の愛着スタイルがベースにある場合は、義務や責任を重視する傾向がさらに強まり、例外を許そうとしない過度な厳格さがみられやすい。こうした特性は、家族といった、本来情愛で結びついた共同体においてはマイナスに作用する。共感をベースに育まれるはずの愛着が無味乾燥化し、砂漠に育つサボテンのように、潤いやまろやかさに欠けたものとなりかねないのである。

同じ強迫性パーソナリティでも、愛着スタイルが安定型の人では、義務感や責任感の強さが周囲から評価され、社会的にも適応しやすい。しかし、回避的な愛着スタイルが同居した場合には、人との間に親密な関係をうまく築けない。礼儀正しさや形式的な恭《うやうや》しさはあるものの、情感を伴っていないため、関係を深めることができないのである。愛着スタイルが不安型の場合には、他者に対して過度な迎合や献身をしがちなため、大きなストレスを抱えやすい。

④ 自己愛性パーソナリティ・タイプ——自分しか愛せない唯我独尊《ゆいがどくそん》の人

自己愛性パーソナリティは、自分を特別視し、周囲を見下すことで、自分を守ろうとするタイプである。他者からの共感や対等な愛情を期待するよりも、賞賛と奉仕だけを求めようとする。

その傲慢で、尊大な態度とは裏腹に、傷つくことに対しては敏感で、他者からの非難に対しては、激しい怒りで反応する。自分の欠点やミスの指摘は、それが正当なものであっても受け入れようとせず、逆ギレするのである。

このタイプの生育環境で典型的なのは、過度な甘やかしと共感的な愛情の不足が同居している場合である。母親には冷たいところがあり、自分が理想とする優れた存在としてしか、わが子を認めようとしない。

自己愛性パーソナリティの人でも、愛着スタイルが比較的安定していれば、自分への絶対的な自信や万能感を活かして大きな成功を成し遂げることもしばしばである。逆に不安型の愛着スタイルを抱えている場合には、尊大さの一方で、劣等感や見捨てられ不安が同居し、感情が不安定になりやすい。逆境に弱く、いいときと悪いときの差が大きくなりがちである。

⑤反社会性パーソナリティ・タイプ――冷酷に他人を搾取する

反社会性パーソナリティも、回避型愛着スタイルをもつことが多いタイプの一つで、共感性が乏しいという点では、自己愛性パーソナリティと共通する。しかし、他者からの賞賛を求めようとはせず、むしろ非難されるようなことを平気で行なえることに自己の存在感を見出している。他者を冷酷に利用し、搾取し、攻撃することに歓びを感じるのである。

このタイプの人は、子ども時代、親から共感的な愛情を受ける代わりに、絶えず否定の言葉を投げつけられてきた。そうした体験によって、他者に対する憎しみや怒りを心の中に抱えているのである。他者への攻撃は、自分が受けてきた仕打ちに対する反抗であり、復讐であると言える。そんなパーソナリティゆえ、当然人に持続的に愛着することは少なく、その場その場の関係に終始しがちである。

⑥シゾイド・パーソナリティ・タイプ——人といることが楽しくない、孤独癖の人

他者と共感的で親密な関係をもとうとしない傾向が、生まれもった遺伝要因に由来する部分が大きいと考えられているのが、シゾイド・パーソナリティである。後で述べる自閉症スペクトラムと重なっているケースも多い。

このタイプは、回避型の愛着スタイルが同居することも多く、その場合には、結婚や子育てに関心がなく、自分の内面や自分だけの世界に楽しみを追求することが多い。ただ、愛着

スタイルが安定型の人は、少数の人となら親密な信頼関係を築くことができ、夫婦関係や子どもとの関係も安定している。

⑦ 妄想性パーソナリティ・タイプ――親しい人も信じられない

他者が信じられないことを特徴とするのが妄想性パーソナリティである。自分の内面や内情を知られることに警戒心が強く、もっとも親密な人さえも信用せず、監視したり支配したりしようとする。

またこのタイプは、回避型と不安型が同居した、恐れ・回避型の愛着スタイルを示すことが多い。信じられる人を求めつつも、誰も信じられないというジレンマを抱えているのである。最初のうちは、折り目正しくふるまうが、親密な関係に進展すると、猜疑心《さいぎしん》にスイッチが入り、相手を監視の目でみてしまう。

また回避型の傾向が強いと、いつもよそよそしく、ドライな傾向が強まり、相手を権力やお金の力で支配しがちである。

⑧ 境界性パーソナリティ・タイプ――両極端に変動し、自分が嫌い

気分や対人関係が両極端に揺れ動いたり、自己否定が強く自分を傷つける行為を繰り返すのが、境界性パーソナリティの特徴である。愛着スタイルとしては、不安型（とらわれ型）と未解決型（養育者との間に愛着の傷を引きずっており、養育者のことを考えると、冷静でいられなくなるのを特徴とする）が併存している。恐れ・回避型愛着スタイルを抱えることも少なくない。この場合には、家族に依存しながら、同時に攻撃するという状況に陥りやすく、そのためひきこもりになりがちである。また、妄想性パーソナリティに似て、人を信じようとするが信じられないというジレンマにも陥りやすい。妄想性パーソナリティが生真面目《きまじめ》で、粘着的な気質をベースにしているのに対して、境界性パーソナリティは、気まぐれで、移り気な点が特徴である。

＊

どのタイプにも共通して言えることは、パーソナリティのタイプが何であれ、愛着スタイルが安定すれば、生きづらさや社会に対する不適応感がやわらぎ、自分を活かした人生を歩

みやすくなるということである。後の章で述べるように、人生が行きづまり、落とし穴にはまったとき、それを救うもっとも有効な手立ては、安全基地を強化し、愛着を安定化させることなのである。

自閉症スペクトラムと回避型愛着スタイル

パーソナリティのタイプではないが、社会性の乏しさとともに、過敏性や、特定の行動パターンへの固執性を特徴とする一群に、自閉症スペクトラム（「広汎《こうはん》性発達障害」も、ほぼ同じ意味で使われてきた）がある。自閉症スペクトラムは、遺伝的要因などの生物学的な要因を重視した概念である（回避型愛着スタイルは、生物学的な要因のあるなしにかかわらず、愛着という観点から、その人の特性をみた概念である。そこには、生物学的要因も含まれるが、養育要因の関与の方が重視される）。

従来、遺伝要因が強いと考えられてきた自閉症スペクトラムだが、近年では、遺伝要因の関与は想定されていたよりも小さく、養育環境などの環境要因によっても、かなり左右されることがわかってきた。スタンフォード大学の研究チームが行なった最新の双生児研究（Hallmayer et al.,2011）では、遺伝要因の関与は四割未満という結果が示されている。

ネグレクトを受けた子どもでも、自閉症スペクトラムと見分けがつきにくい状態を呈することがある。これは、抑制性愛着障害と呼ばれるが、実際には、自閉症スペクトラムや広汎性発達障害として診断されていることが多い。回避型の愛着スタイルの持ち主も、表面的な症状だけからは自閉症スペトクラムが疑われたりする。

注意すべきは、同じ自閉症スペクトラムでも、愛着スタイルが安定している人もいれば、回避型や不安型の人もいるということである。同じような遺伝的特性をもっていても、愛着スタイルが安定している人は、その人の特性が「個性」として受け入れられ、また強みとして活かされやすく、社会適応も良好な傾向がみられる。

つまり、自閉症スペクトラムの遺伝的傾向をもっていようと、安定した愛着スタイルを育むことは可能で、必ずしも回避型の愛着スタイルを示すわけではないということだ。遺伝的要因も無視はできないが、愛着スタイルの形成という点では関与が小さく、むしろ生まれてから後の体験によって左右される部分が大きいのである。自閉症スペクトラムの人を支えていく場合にも、一番重要になるのは、安全基地を確保し、愛着の安定化を図るということである。この点は不変の真実だと言えよう。

第二章　回避型愛着と養育要因

第一章でみたように、回避型の愛着スタイルは、併存するパーソナリティによって幅はあるものの、人と心から打ち解け、信頼関係を築いたり、長続きさせることが困難であるという共通点を抱えている。また、そもそもそうした関係になること自体を避けようとする傾向もある。

こうした傾向は、当然、人とのつながりや結婚、子育てといったことにも、深刻な影響を及ぼさずにはおかないが、今こうした回避型の愛着スタイルを抱えた人が増えていると考えられている。

個人主義化した近代社会ほど、回避型の人の占める割合が高くなる。未開部族の研究や途上国の研究から、近代化以前の社会では、回避型の人は極めて例外的で、ほとんど存在しなかったと考えられている。実際、アフリカのドゴン族で行なわれた調査では、回避型の子どもはゼロであり、また一九八五年に札幌で行なわれた調査でも、回避型の子どもはいなかった。しかし、同時期に東京で行なわれた調査では、一三％の子どもに回避型を認め、アメリカなど先進国並みの割合を示している。大学生を対象とした最近の調査では、回避型愛着スタイルを示す割合は、二七・五％にも達している（松下、岡林、二〇〇九）。

愛着スタイルの成立には、一部には遺伝要因も関与するが、養育要因など環境要因の関与が大きいとされる。人びとの間に回避型愛着スタイルが広がっているとしたら、生存や種の維持を支える愛着という仕組みに異変が起きているということである。

この章では、回避型の増加に関わる環境要因のうち、特に養育要因について考えていきたい。

ネグレクトと回避

長年、回避型愛着の主要な原因と考えられてきたのは、ネグレクトであった。子どもが親に世話や関心を求めても、無視され、期待を裏切られる状況が繰り返されると、子どもは、やがて期待するのをやめ、傷つくのを避けるようになる。

それは心理的なプロセスというよりも、生物学的な適応のプロセスである。そのプロセスにおいて、報酬の得られない行動はしだいに消去されていく。たとえば、子どもが親に泣いて甘えたところで何の反応もなければ、子どもはもはやそういう行動をとらなくなる。すべてのモチベーションや行動は、それによって心地よい応答、つまり報酬が与えられて初めて強化され、継続されるからである。

愛着形成の時期に、子どもが親から十分な応答が与えられないと、回避型になりやすいことはさまざまな研究により裏づけられている。逆に、先のベームの研究に示されるように、この時期に応答を増やすことによって、回避型になるのを防ぐこともできる。

共感的応答の欠如

安定した愛着を育む上で不可欠なのは、まず安全で安心できる環境であり、応答性と共感性だとされる。応答性とは、求められれば応えるという相互的反応であり、共感性とは、相手の立場になって気持ちを汲むということである。共感は、応答の仕方にあらわれるので、結局、この二つの要素は、共感的応答という形で示されることになる。

子どもが親に何かを求めてきたとき、親がその子の気持ちをすぐに汲みとって応えてあげる。これが、とても重要なのである。求めても応えようとしなかったり、求めているのとは見当違いなことを押しつけたりすると、共感的応答に失敗することになる。

共感的応答は、子どもにとって自分の感情や意図を鏡のように映しだしてくれるものである。それは、次に挙げる三つの点で、子どもの発達を助ける。

その一つは、子どもが自分のことをわかってもらえたと感じ、安心感や満足を覚えることで、他者というものを心地よい存在として認識するようになることである。基本的信頼感というものが育まれる上で、共感的応答はとても大事なのである。

二つ目は、自分の感情や意図を鏡のように映しだしてくれることにより、自分自身の気持ちを理解する力を育んでいくということだ。渾然《こんぜん》とした感情や欲求に囚《とら》われている子どもは、自分が何を感じ、何を求めているのかさえわかっていない。親が自分の気持ちを読みとってくれ、笑ったり、困ったりという顔をしながら、言葉にして応えてくれることで、子どもは自分に起きていることの意味をしだいに理解できるようになる。漠然としていたり混乱していた感情や欲求が、言葉によって名づけられ、理解しやすいものに整理されていく。そうして、自分の心に起きていることが、あまり大騒ぎをする問題ではないのだと認識し、安心を手に入れていく。

そして、三つ目は、共感的応答が繰り返しなされることにより、子ども自身も共感的応答ができる力を身につけるようになるということだ。共感的応答は、親と子の表情や情動が響き合う共鳴という現象を引き起こし、気持ちを共有し合う相互的な関係を育む出発点となる。他者と響き合うことの楽しさを味わった子どもは、他者と関わり、体験を共有し合うことを自然に求めるようになる。そしてそれが、相互性や共感性を育み、やがてその子自身、他者に対して共感的応答をするようになる。

しかし、共感的応答が不足した中で育った子どもは、他者に対して基本的信頼感を抱きにくいだけでなく、共感的応答をする能力が育たない。また、自分が何を感じ、何を欲しているかを理解するということにも困難を覚えやすい。こうした特性は、まさに回避型の人にみられる特性でもある。

子どものころに共感的応答が豊富に与えられたか否かは、人格形成や現実への適応力に深く関わってくる。それほど重要な要素であるにもかかわらず、少なからざる数の親が、共感的応答に失敗しているという現実がある。自分では、子どもに〝ふつうに〟対応しているつもりでも、共感性が欠如した応答しかできていないという場合もある。それ以上に悪いのは、子どもが求めているのに反応しないことである。返事をしなかったり、子どもの方に目を向けようとしなかったり、求めていることに応えようとしないことだ。

父親の影響

母親が回避型で、子どもに対する関心や反応が乏しい場合、子どもは回避型になりやすいが、意外に大きいのは父親の影響だ。父親が子どもに無関心であったり、子どもに対して反応が乏しいという場合も、子どもはしばしば回避型の傾向を示す。

Nさんの父親は教師であった。教えることが上手で、部活の顧問を務めるなど熱心なことで定評のある先生だった。しかし、自宅にいるときの父親は、Nさんに対して無関心で、教育のことも母親に任せっきりだった。家では口数も少なく、あまり自分からしゃべる方ではなかった。機嫌がいいときは、話をすることもあるが、それに対してNさんが何か訊ねたりしても、答えが返ってくることはなかった。父親ともっと話したいと思っても、すぐにその場からいなくなってしまうのだ。そうした父親の反応が、子どものころから不思議で仕方がなかった。どうして、父は自分の気持ちに応えてくれないのだろうかと思っていた。

父親は一見、社交的で、外では活動的にふるまっていたが、その実、本当の友人と言える存在は一人もいなかった。今にして思えば、父もまた自分と同じように、親密な関係が苦手で、他人と近づきすぎるのを避けていたのではないか。話しかけても困ったような顔をして、自分の部屋に下がってしまった父親の反応の謎が、ようやく解けたように思うのだ。

母親が、乳飲み子にとって、自分の一部のような存在であるとすると、父親は最初に出会う他者だと言えるだろう。父親の応答が共感性に満ち、父親と安定した愛着を築いていけるかどうかは、その後の他者との関係に大きく関わってくる。フロイトがエディプス・コンプレックスと呼んだ、父親に対するライバル心や恐怖心も、父親と安定した愛着を結ぶことができれば、うまいぐあいに克服される。しかし、父親との関係が稀薄だったり、父親が抑圧的な存在であったりすると、父親に対して抱く居心地の悪さや恐怖心が、他人に対するそれへと変化して、後々まで尾を引いてしまうのである。

ホッファーの場合

「沖仲仕《おきなかし》の哲学者」として著名な社会哲学者のエリック・ホッファーは、放浪と遍歴の数奇《すうき》な人生を送ったことでも知られる。彼の人生は、ある意味、彼の哲学以上に、時代を先取りしたものであった。彼の人生は、まさに回避し続けることと、その克服の道程だったとも言えるからだ。

　彼は何者にもなるのを拒み続けるように、あらゆるチャンスや出会いから逃れ続けた。持続的な人間関係や定住した生活を放棄し、あらゆる束縛を拒んだ。他者との間に親密な関係が生まれ始めると、彼はうまくいきかけた生活を畳んで、行方をくらましたのである。

　彼はオレンジ農園で働く季節労働者として各地を転々とした。ようやくサンフランシスコに住まいを定め、港湾労働者として働きながら、最初の作品を刊行したのは、四十九歳のときである。彼は何から逃げ続けたのか。何ゆえ逃げ続けねばならなかったのか。その秘密は、彼の生い立ちに求めねばならないだろう。

　エリック・ホッファーは、七歳のとき、母親を亡くし、それから間もなく失明するという二つの悲劇に見舞われる。エリックが五歳のとき、母親はわが子を抱いたまま階段から転落し、その事故がもとで寝たきりの生活となって二年後に亡くなったのである。家具職人だった父親は読書や音楽を好む、教養のある人物だったが、目の見えない息子を重荷に感じ、「白痴」呼ばわりすることもあった。

　その後の経過から、エリックの失明は、心因性のものであったと考えられる。母親を失うという体験は、彼にとって、この世など見たくもないと思うほど、過酷でつらい出来事だったのだろう。

目の見えないエリックの世話をしたのは、マーサというドイツ系の家政婦であった。やがて、エリックはマーサに深い愛着を覚えるようになった。

十五歳のとき、エリックは突然視力を回復する。しかし、そのことは、エリックにとって、再び楽園からの放逐《ほうちく》を意味した。エリックのマーサに対する愛着は、視覚的なものというよりも、触覚的、嗅覚的なものだった。以前のようにマーサに甘えることができなくなり、その関係はよそよそしいものに変わったのである。

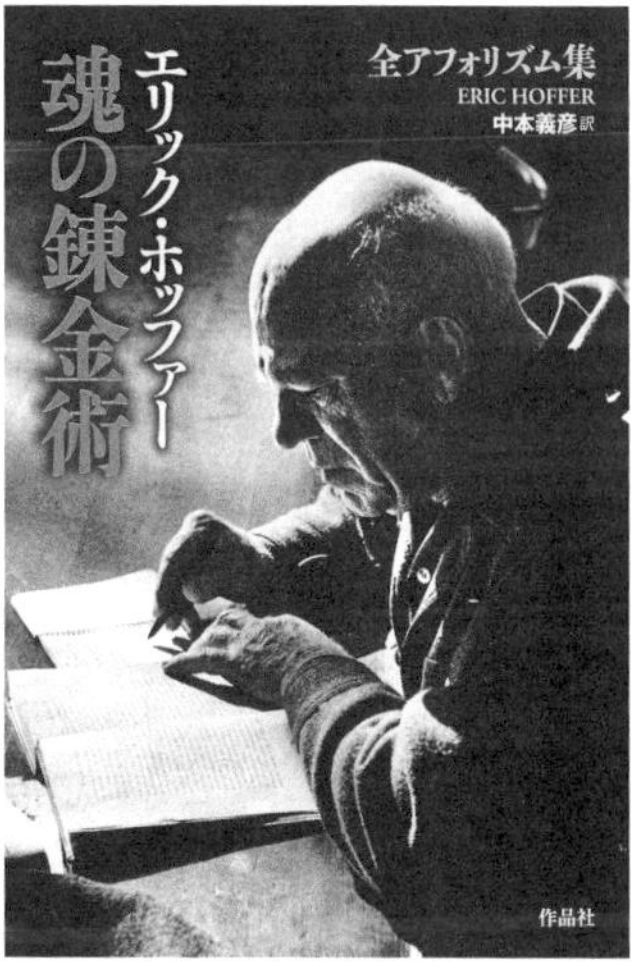

『魂の錬金術　エリック・ホッファー全アフォリズム集』（作品社）

その後、マーサはドイツに渡り、エリックは読書に安らぎの場を求めるようになる。しかし、そんな彼にさらなる不幸が追い打ちをかけた。父親が亡くなったのである。

ホッファー家は短命な家系で、誰ひとり五十歳以上まで生きた人がいなかった。父親もまた、例外ではなかった。父親の死は、エリックにとって、単に父を失ったということにとどまらず、自分もまた早死にするという呪《のろ》いを確認することでもあった。エリックがその後示す無欲と世俗的なものへの無関心は、それによって、いっそう強まることとなる。

肉親の早すぎる死や別離は、絶対的な不在であり、結果的にはネグレクトと同じ効果が生じてしまう。母親がどんなに愛情深い人だったとしても、亡くなってしまえば、髪の一つもといてやることができないからである。物心ついてからの死別、別離は、この世の関わりの儚《はかな》さや非永続性というものを、子どもの心に刻みこむことになる。それは、持続的な愛情である愛着を育む上では、ダメージ以外の何物でもない。幼いうちに、肉親と死に別れた人は、回避型愛着の傾向を示しやすい。次に挙げる種田山頭火《さんとうか》も、その典型である。

山頭火の場合

俳人の種田山頭火は、留まるところをもたずにさすらい続けたという点で、エリック・ホッファーに似たところが少なくないが、愛着スタイルという点でも、典型的な回避型の人物であった。その生《お》い立《た》ちが背負わされたものも、ホッファーに通ずるところがある。

ホッファーは不幸な事故で母親を早くに亡くすことになったが、山頭火の場合は、十歳のときに母親を自殺で失った。山頭火の弟を生んで後、結核を病んだ母親は、離れの長屋で寝たきりの生活を送っていた。夫はそんな妻を顧みることなく女遊びにうつつをぬかし、おまけに山頭火の弟が養子にやられるという話も持ち上がっていた。がんばり屋だったという母親には、「自分の務めが果たせないばかりに」という思いが募っていたのだろう。

母親が、邸《やしき》の中の井戸に身を投げたのは、ちょうど子どもたちが外で遊んでいるときであった。引き上げられた母親の骸《むくろ》を、山頭火少年は目にしてしまい、その恐ろしい死に顔に、おもわず祖母の膝《ひざ》にしがみついたという。無惨な形で母親を失ったことによる傷を、山頭火は生涯引きずることとなった。

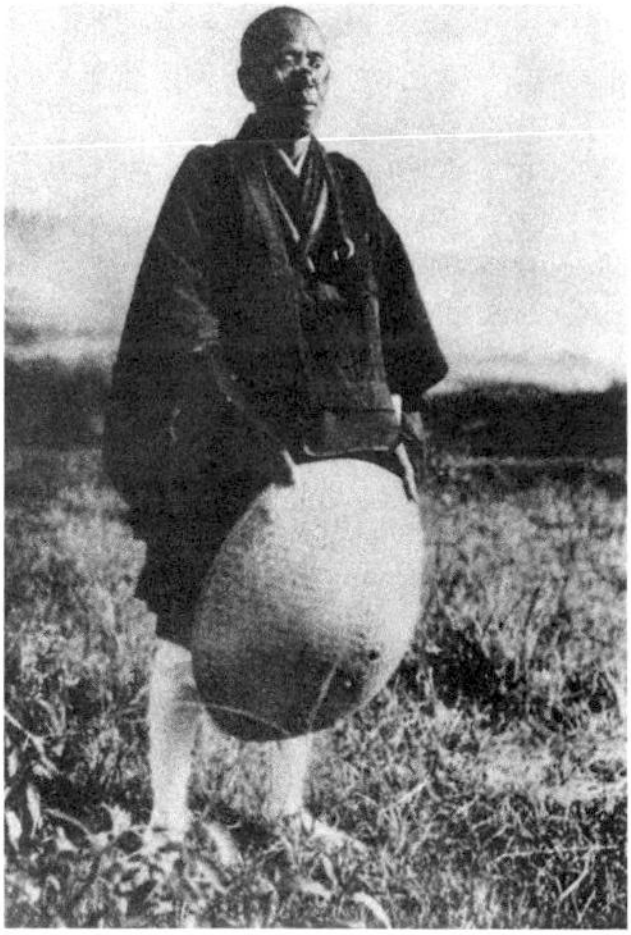
種田山頭火（写真提供：毎日新聞社／アフロ）

母親亡きあと、山頭火の面倒をみたのは祖母であった。しかし学校も休みがちで、傷つくことや苦しいことは避けてしまう傾向が、そのころからすでにみられている。また能力的には十分なのに、努力ということをしなかった。だから、ここ一番というところで踏ん張りが利かず、帝大への進学を断念して、東京専門学校（現早稲田大学）に進んだ。そのころから山頭火は俳句や文学に傾倒していく。

文学や小説の世界というものは、今日、ネットやアニメの世界がそうであるように、現実の世界に生き場所を見出せなかった若者にとっては、格好の避難場所であり、回避型の人にとって、現実世界よりも安全で安心な居場所であった。山頭火は俳句の世界に、自分の居場所と存在価値を見出していくのである。

愛着対象を失うことは、大きな痛みを伴うが、対象喪失の苦痛から逃れるために、子どもの心に生じるプロセスが脱愛着である。愛着自体を失うことによって、その苦痛から逃れようとするのである。回避型愛着は、脱愛着を繰り返すことによって強められていく。養育者や世話をする人が、何度も代わるといった状況も、回避性を促進してしまう。転居や転校も愛着にダメージを与えることがわかっている。親が転勤族で、引っ越しを繰り返したという場合も、回避性を強める要因となり得る。

過剰な支配と回避型

回避型の要因として、当初もっとも重視されたのはネグレクトであった。しかしその後、過保護や過剰な支配といった、まったく正反対に思える状況でも、回避型の傾向が強まることが知られるようになった。回避型の子どもが、ふつうの家庭でも急増しているが、その背景に多いのはこのタイプである。

　これは従来の愛着理論では説明できない、新たな〝発見〟であった。実際、厳格すぎる親や過度に支配しすぎる親に育てられた子どもは、愛着が不安定になりやすく、しばしば回避型の愛着を示す。十分すぎるほど子どもの世話をしてきたと、親も周囲も思っているのにもかかわらずである。

　このタイプは、親の意思が優先し、親の命ずるままにやらされてきた人たちである。このタイプの人の子ども時代は、ある種の〝強制収容所体験〟と言える。強制収容所で過ごした人が、解放された後も、虚無感や無気力、無感情を特徴とする状態を呈するのは、自由意思を長期にわたって奪われ続けてきた結果である。二、三年の強制収容所体験でさえも、そうである。ましてや、幼いころから、ずっと監視人のような親に見張られ、罰せられ、意思とは無関係なことを無理強《じ》いされてきたとしたら。その影響が、その人の愛着システムや行動・思考様式に深く組みこまれ、その人の人生にさらに持続的な作用を及ぼし続けても不思議はない。

過剰な支配を受けた人は、自分の感情や意思があいまいなだけでなく、二面的である。人と親密な関わりをもったり、人を心から信頼することができないだけでなく、うわべの態度と本音との乖離《かいり》がみられやすい。親が〝安全基地〟というよりも、〝監視人〟として機能してしまっていたからであり、親に本心を知られること自体が危険なことであったからだ。

そうしたケースでは、たいてい親は生真面目で、義務感が強く、「〜せねばならない」という思考に囚われがちだ。自然な情愛や共感よりも、目的を達成したり、ルールや基準を守るということに関心が強い。

関わりの量という点では、十分すぎるほどなのだが、質という点でみると、問題がみえてくる。子どもの気持ちや求めるものに応えるという共感的な応答ではなく、ルールや基準に従って一方的に与えるという傾向が強いのである。子どもの側からすると、求めてもいないものを無理強いされることは、息苦しい体験になってしまう。それは、歓びよりも苦役《くえき》と言えるだろう。

ここまで考えると、一見、ネグレクトとは正反対の子育てにみえるものの、その実態は、子どもの欲求や感情、意思というものを〝無視〟するという点において、まさにネグレクト（無視）が起きているということがわかる。いや、意思とは無関係に強制し、子どもの主体性を侵害しているという点で、ネグレクト以上に過酷な虐待ともなり得る。それゆえ、問題が深刻な場合もあるのだが、親も子もそれを自覚するどころか、〝良い親〟だと思いこんでいる点で、なかなか質《たち》が悪いと言える。

正しいことを強要しすぎる親

折り目正しい家庭で育ったSさんは、母親が神経質で心配性だったため、幼いころ、外で遊ばせてもらったことがなかった。だから幼稚園に入っても他の子たちになかなか馴染めず、小学校に上がってからも行き渋りがひどかった。Sさんにしてみれば、周囲の子どもたちは何をしてくるかわからない恐ろしい存在で、大人の方がずっと安心できたのだ。

母親は、何事も正しいことやルールにこだわる人で、食事のときも、出されたものはすべて残さず食べなければ許されなかった。好き嫌いがあってはならないのだった。Sさんは、毎日の食事が苦痛でならなかった。食べることは、楽しみではなく、義務であり苦役であった。

それから長い年月が経《た》っても、Sさんは、味を感じないという症状を抱えていた。食べるのが楽しみだという人のことが、ずっとわからなかった。「あれが美味《おい》しかった」など他の人が語ったりするのを聞くと、Sさんは悲しい気持ちになるという。どうしてあんなふうに食べることを楽しめるのか。味も何もしないものをただ義務としてだけ食べている自分を思って、やるせない気持ちになるのだ。

そのことに象徴されるように、Sさんの子ども時代は、「しなければならない」という義務感に縛られたものだった。義務を怠ると、母親の厳しい叱責《しっせき》が飛んできた。何かを心から楽しむという経験はなく、自分から何かをしたいとか、自分が何を感じているとかといったこともわからず、ただ、母親が課すルールと母親の顔色だけが、毎日の暮らしの基準だった。

Sさんの「自分の感覚や感情がよくわからない」という状態は、失感情症（アレキシチミア）とも呼ばれ、回避型の人にしばしばみられるものである。これは、主体性を尊重されるよりも、義務に縛られ、他者への従属を強要され続け、自分という領域を侵犯され続けたことの結果である。長年、他の国に占領され、植民地にされ続けてきた国が、自国のアイデンティティや主体性を失い、宗主国の意思に従うことでしか体制を維持できなくなった状態に似ている。

逆の表現をすれば、子どもは自分の主体性を放棄することによって、親に支配されることで現実に適応する道を選んだと言える。こうした子どもが親に逆らって主体性をもとうとすると、反抗と非行に明け暮れることになる。親の支配に抵抗し闘うことは、闘わない道を選ぶよりも大きな代償を必要とする。Sさんは、闘わない道の方を選んだ。神経質で、不安が強く、体も非力だったSさんには、現実問題、そちらの選択肢しかなかったのである。

闘わないことによってSさんは、家でも学校でも「良い子」「優等生」としてふるまい、実際成績も良かった。そして、一流大学に進学し、大企業に就職することもできた。ただ、同時にSさんは、主体的な生き方を失うことになった。

それは、やがて仕事上の困難となって表面化する。Sさんは、マニュアル通りの仕事なら完璧にこなすことができるのだが、新しい発想を必要としたり、前例のない仕事を与えられると、まったくのお手上げになってしまった。与えられたルールや決まりごとの中でしか、考えることも行動することもできなくなっていたのだ。

トラウマと回避性

回避型愛着の要因としては、ネグレクトや過剰な支配が挙げられるのだが、回避という現象を考える場合、もう一つ重要な背景を考慮しなければならない。それは、「人は傷ついた状況を回避する習性をもつ」ということだ。これは、人間に限ったことではなく、生きとし生けるものすべてにみられる生存のための基本的な反応と言えるだろう。傷ついた状況を避けることによって、自分を守り、生き延びようとするのである。

回避型の愛着スタイルも、そういう側面がある。ネグレクトに対して回避という反応が起きるのは、期待して傷つくことを避けるためである。また、強い支配を受けて育った人が回避型になってしまうのも、自分の意思を認めてもらえない状況に対して、本当の感情や意思を消してしまうことによって葛藤《かっとう》や傷つきを免れようとした結果である。

そうした持続的なストレス状況に対して、回避反応が身についてしまうという場合もあるが、一過性のストレスでも、その不快の度合いが強い場合には回避反応が起きる。怒鳴られたり殴られたりした人や場所を、人は自然に避けるようになる。失敗したり、叱られたりした場合もしかりだ。

回避のきっかけとして、身近で起きやすいのは、失敗体験や傷つく体験である。なかでも愛着にダメージを与えるのは、いじめや仲間外れである。

そうした出来事を、心理的に乗り越えられないと、その状況が再現されることを恐れるようになる。再現の危険のある場所や状況を避けるのである。不登校やひきこもりの大部分に、そうした心理がみられる。特に十代、二十代は、恥をかいたりプライドを傷つけられることに敏感なので、その体験が尾を引き、チャレンジしたり人に接近することに二の足を踏むようになってしまう。

こうした回避反応は、本来一過性のものであるが、その程度が深刻で、長期化した場合には、影響が対人関係や社会生活全般にも及び、ひきこもってしまうというところまで至ってしまう。また愛着スタイルにも影響し、安定型だった愛着スタイルが、回避型に変化するという場合もある。もともと回避型の愛着スタイルをもつ人の場合は、そこに回避反応が加わることによって、回避的な傾向がいっそう強まり、社会生活や対人関係がさらにダメージを受けることになる。

横暴な親と本音を言えない子ども

トラウマと結びついた回避型愛着を生む典型的な状況の一つは、横暴な親に支配され、虐待を受けたというものである。この場合、本人の気持ちや意思が無視されるという意味で、主体性の侵害も伴っており、本音が言えないという特徴を示す。それは、ありのままの気持ちを吐露《とろ》することが許されない状況におかれてきた結果である。

善意による過剰な支配のケースよりも、当然、愛着はさらに不安定なものとなり、恐れ・

回避型の傾向を示しやすい。人を求めながら、人を素直に信じることができず、社会不適応や生きづらさを抱えることにつながるのである。

ある男性は、人の顔色を絶えずうかがい、信じているはずの存在が言ったことに対しても、悪い方悪い方に受け止めてしまうという症状に苦しんでいた。彼は、恋人に「別れる」と言い出しては、またやり直すということを繰り返していたのである。周りに気持ちを許せないため、しだいに社会に適応することが困難になって、仕事も続かず、ひきこもりがちの生活に陥っていた。

そうした対人関係の困難は、育ってきた境遇と無関係ではなかった。父親はアルコール依存症で、気に障《さわ》ることがあると、すぐに手が出た。「二十四時間空襲警報が鳴っている状態」と語るように、父親からいつ鉄拳が飛んでくるかわからない状況だったのだ。だから、自分の本音を言うことなど、とてもできなかったのである。

やがて彼は、家の中でだけでなく、人前でも黙っているようになった。「判断の材料が会話ではなく顔色になってしまった」と言うように、人生の重要な決定も、周囲の期待を敏感に感じとり、それに合わせるようになったのだ。これでは、自分の人生であって、自分の人生ではない。彼は気力を失い、しだいにひきこもるようになっていた。

この男性の場合、単なる回避型ではなく、人から否定されたり、見放されたりすることに敏感な「不安型愛着」も同居していた。「恐れ・回避型」というタイプである。このタイプは、愛着がより不安定で、人に認められたいが、人を信じられないというジレンマを抱えやすい。

両親の不和に傷つく子ども

回避型愛着を引き起こすトラウマ的状況で、もう一つ頻度の高いのは、両親の不和である。子どもは母親だけでなく、父親に対しても愛着する。それゆえに、両親が諍《いさか》い、争うことは、子どもにとって身を引き裂かれるような苦痛である。子どもが何よりもみたくないものは、両親が争う姿なのである。

両親の葛藤や離婚は、当然、子どもの愛着に傷を生み、その子の愛着スタイルに長く影響することになる。両親が争った末に離婚する様をみて、深く傷ついた子どもは、恋愛や結婚に対して積極的になれない。異性と親密な関係をもとうとしなくなることもある。愛情というものを、持続性をもったものとして信じることができないのである。

父親か母親のどちらかが、片方の親の悪口をいつも口にしているような場合も、同様である。子どもは、非難されている親に対しても、非難している親に対しても、心から信頼することができない。そして、ネガティブで攻撃的な感情にさらされ続けることにより、親密で情緒的な関係をもつことに対して、希望や関心よりも不安や抵抗を覚えるようになる。その結果、情緒的なもののからまない、距離をおいた関係を安全だと感じる。それも回避性を強める方向に働いてしまうのである。

「うつ」になるのを避ける

ネグレクトや過剰な支配から生じた回避であれ、虐待や両親の不和などのトラウマから生じた回避であれ、どちらも「再び傷つくかもしれない状況を避ける」という意味をもっている。それは、言い換えると、うつになることを避けるということでもある。

人は傷つくと、苦痛を感じるだけでなく、無力感や自己否定に囚われ、しばしば落ちこむという反応をする。傷つけた相手に反発や抵抗をすることで自分を守ろうとしても、傷ついた思いが拭《ぬぐ》い去られるわけではなく、時間とともに心に浸透してくることも多い。こうしてしだいに落ちこみや憂鬱《ゆううつ》が、その人の心を浸すことになるのである。

そうした経験から、人は自然に、自分が落ちこむかもしれない状況を避けるようになる。プライドを傷つけられる場所や状況は、その最たるものだ。そこが学校であれ、会社であれ、行きたくないと思うようになる。体も心も拒否するようになる。

本来、安全基地として、子どもを支えてくれるはずの親が、子どものプライドや自信を傷つけ、足を引っ張ることもある。そうした場合には、親との関係を避けるしか、身を守る手立てがない。親に対して回避型愛着を示すということは、過去の失望から、親に近づかないことがもっとも安全だということを学んだ結果とも言える。

『車輪の下』などの作品で知られるドイツの作家ヘルマン・ヘッセは、母親が死の病床にあっても、見舞いに行くのを極力避け、母親が亡くなったときですら、葬式に行こうとしなかった。

母親は、常に義務感や自分の基準といったものから息子をしつけ、自分の宗教的信念を押しつけ続けた人であった。ヘッセは、そんな母親の支配にずっと苦しめられたのである。

母親は、ヘッセに対して否定的な評価しか与えなかったが、ヘッセは、誰よりも母親に認められたいという気持ちを抱き続けていた。母親が死の床にあったときは、彼の処女長編小

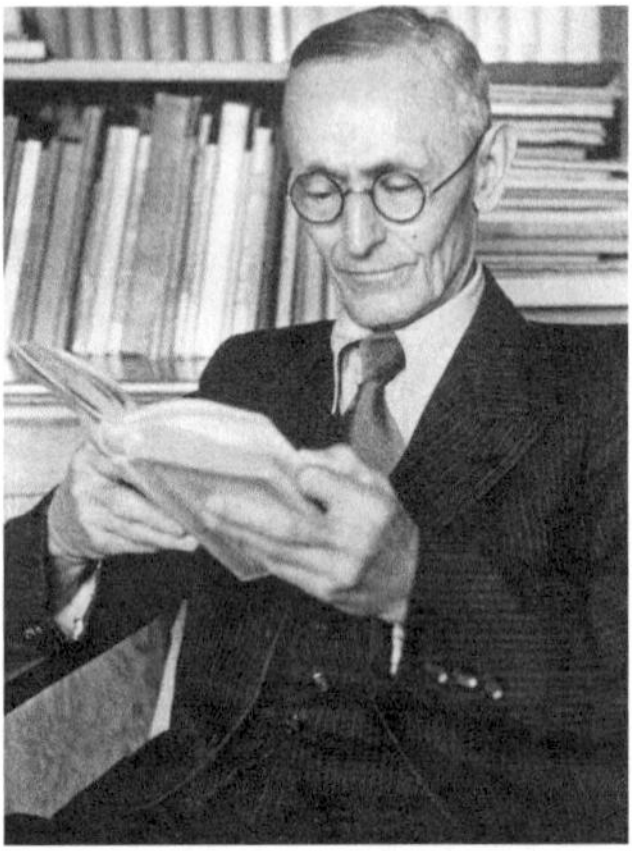
ヘルマン・ヘッセ（写真提供：Picture Alliance／アフロ）

説が間もなく出版されるという時期に当たっていた。それでも見舞いに行かなかったのは、自分がかろうじて守っている世界が、死にゆく母親の姿という生々しい現実に触れたり、臨終の母親から否定の言葉を投げつけられることによって、再びバランスを崩し、崩壊してしまうのではないかという危惧《きぐ》があったからである。それは、言い換えれば、再び自分がうつになり、乗り越えようとしている過去の傷や葛藤に再び呑みこまれてしまうのではないかという危惧でもあった。

母親の死後、ヘッセは重石《おもし》がとれたかのように、次々と作品を発表し、作家として成功していく。母親が決して認めようとしなかった作家ヘルマン・ヘッセは、多くの読者から熱狂的に受け入れられ、支持されたのである。ある意味、それは母親にそっぽを向き、母親を拒否したからこそ手に入った成功だとも言えた。彼の作品には、まさにヘッセの苦しみと生き方が描かれていた。母親の死によってさえも自分の領分が侵されないことを自ら示すことで、ヘッセは自分の文学を打ち立てることができたのだ。

ただし、この時点でヘッセは、母親との問題をそれほど自覚していたわけではない。自分の抱える苦しみは、自分の生きづらさや青年期特有の問題、あるいは、その時代や社会の問題として受け止めていたのである。

自らの生きづらさの正体について、ヘッセがはっきり自覚をもつようになるのは、中年になって再びうつに苦しみ、ユングの分析を受けるようになってからである。母親を拒否しながらも、ヘッセは母親から完全に自由になったわけではなかった。母親に対する罪悪感が、彼を無意識のうちに苛み、母親から投げつけられた言葉を、自分に向かって投げつけるようになっていたのである。

第三章　社会の脱愛着化と回避型
——近代化、過密化、情報化がもたらしたもの

情報過負荷と回避型愛着

最近、ニュージーランドの研究者が、興味深い研究結果を報告した（Richards et al., 2010）。約四千人を対象に、テレビやコンピューターなどの画面を見る時間と、親や友人に対する愛着の強さとの関係を調べたところ、画面を見る時間が長い人ほど、親や友人に対する愛着が薄いという結果が得られたのである。

この結果は、情報化に伴うライフスタイルの変容もまた、人びとの愛着スタイルの変容に一役買っている可能性を示している。親の養育云々《うんぬん》という以外にも、愛着を脅かす要因に、われわれは取り巻かれているのかもしれないのだ。

人類は、これまでに経験したことがないほどの情報化社会に暮らしている。一年に生み出される情報の量は、一〇兆テラバイトを軽く超えている。この数字は、これまでに書かれた

すべての本の情報量の一千万倍以上に相当する情報が、毎年生み出され、流布されていることを意味する。バイトとは情報量の基本単位で、一〇〇〇バイトが一キロバイト、一〇〇〇キロバイトが一メガバイト、一〇〇〇メガバイトが一ギガバイト、一〇〇〇ギガバイトが一テラバイトになる。つまり、一テラバイトは一兆バイトに相当するわけで、一〇兆テラバイトとは、その一〇兆倍。まさに天文学的な数字というしかない情報量である。

ところが、人間の脳が処理可能な情報は、どんなに頑張っても一秒間に一二六バイトが限度だという。このトップスピードで一睡もせず情報処理を行なったとしても、人が一年に処理できる情報量は、四ギガバイトに届かない。ちなみに、本書一冊の文字情報の量は、およそ二〇〇キロバイトだから、四ギガバイトは、この本の二万冊分に相当する。現実的に一年でこれだけの冊数を読むのは不可能である。

しかし、これが映像となると、話が違ってくる。たとえば二時間の映画の場合、その情報量はおよそ二メガバイトに達する。四ギガバイトは、その二千本分に相当する。一年でこれだけの本数を見ようとすると、一日六本見なければならないわけで、一日の半分を映画鑑賞に割くことになってしまう。ただ一年に二万冊を読むよりは現実的で、睡眠時間を確保することもできる。それでも、他の多くのことを犠牲にする必要があるから、かなり苦痛な生活に違いない。それは、人間の脳の処理能力の限界を試すレベルということになるだろう。

しかし今日では、一日の半分以上を、画面を見て過ごしている人は、稀《まれ》ならず存在している。その人たちは、脳の限界処理量を脅かす暮らしを続けていることになる。

人がマインドコントロールを受けやすいのは、情報が過剰に与えられている状態か、極度に不足している状態ということが、研究によって明らかにされている。適度な情報負荷の状態におかれてはじめて、人間の脳は主体性を維持し、バランスの良い判断やスムーズな情報処理を行なうことができる。つまり、思考の〝スペース〟が必要ということである。

たとえば、本や雑誌や資料など雑多なものであふれかえり、ノートを広げる余地もない机と、必要な資料だけがおかれ、たっぷりとスペースがある机を想像してほしい。じっくりと考えて判断するために、どちらの環境が適しているかは言うまでもない。

現在われわれは、ノートを広げる余地もない机の状態におかれがちだ。情報がありすぎるために、肝心な情報がみえづらくなっているのである。これでは、たまたま目に入った情報で判断を行なう状態に陥りやすい。気づかないうちに、適正な情報処理のためのスペースを失い、周りからのプロパガンダに誘導されたり、偶発的な刺激に左右されやすくなっているのだ。

その危険について、もっとも憂慮すべきは、愛着への影響だろう。情報過負荷と情報依存が、人びとから他者とふれあうための時間、なかんずくパートナーや子どもとふれあうための時間を奪い、その質を低下させているかもしれないのだ。愛着というものが、子育てを守るために進化した仕組みであると考えると、愛着の変容は、われわれの対人関係や社会生活を変質させるだけでなく、夫婦関係や子育てを困難にするという形で、われわれの生存自体を脅かしていることも危惧される。

愛着が不安定な人ほどメディア依存に

いくつかの研究によれば、親から虐待を受けていたり、親との関係が不安定な人ほど、インターネット依存になりやすいということである。また、インターネット依存の人は、親の養育態度が情緒的な温もりに欠け、母親の関わり方が過干渉であったり拒絶的であったり懲罰的であったりする傾向も認められるという。

これらの事実は、愛着が稀薄な人ほど、インターネットなどの情報通信媒体に避難場所を求めようとして、そこに依存しやすいという構図を示している。

こういう人こそ、他者とふれあう時間や、脳に思考のスペースが必要なのだが、現実はその逆なのである。読書であれば、取りこむ情報量は比較的少なくてすむのだが、映像を伴った情報媒体に避難場所を求めると、情報負荷が大きく、脳は余力を失ってしまいやすい。

これでは、心や頭を休めたり気持ちを整理するどころか、重い疲労感や無気力、うつ状態を悪化させてしまう。そして、その期間が長引けば長引くほど、再び立ち上がることは困難になる。その結果、ますますネットの世界に閉じこもり、現実の人間関係から遠ざかってしまう。こうした悪循環が、ひきこもりが遷延《せんえん》する一因ともなっているのである。

最初は些細なつまずきにすぎず、一週間かひと月のんびり休養すれば、再び動きだせていたはずの人が、回復が数年単位で長引き、下手をすると十年二十年に及ぶひきこもり状態になってしまうのも、回避を固定してしまう装置が今の社会に満ちているという状況が与《あずか》っている。

今や時間が過ぎるのを忘れさせてくれる情報通信媒体が、部屋の中に、掌《てのひら》の上に存在するようになった。夢中になっているうちに、浦島太郎と同様、あっという間に十年、二十年という時間が経ってしまう。気がついて、元の世界に戻ろうとしても、隔たりが大きすぎて容易なことではない。

麻薬依存や覚醒剤依存と同じ

インターネット依存については、さらに深刻な影響も示唆されている。二〇一二年、中国科学院武漢物理・数学研究所の雷皓《レイハオ》教授らは、ネット依存症の若者の脳をＤＴＩ（拡散テンソルイメージング）という最新の手法で調べた結果、眼窩《がんか》前頭野、前部帯状回、脳梁《のうりょう》などの大脳白質で、神経線維の走行の乱れの増加や密度の低下が認められたと報告した。こうした状態は、麻薬や覚醒剤中毒に特徴的なものであり、これらと同様の変化が脳内に起きている可能性があるとした。

なかでも前部帯状回は、共感性にも関わっているとされ、暴力的なゲームを長時間する人では、特に共感的な情動の中枢とされる吻側《ふんそく》前部帯状回の働きが低下しているという報告もある。

これらの研究は、重度の情報媒体依存が、神経の発達自体に影響し、その構造自体を変質させてしまう危険を示すものである。

また、機能的ＭＲＩによる他の研究でも、同様のことが指摘されている。たとえば、インターネット依存の男性は、眼窩前頭野と呼ばれる領域の厚みが低下していることが指摘されている（Hong, 2013）。眼窩前頭野は、報酬系と呼ばれる意欲や抑制に関わる領域で、そこの厚みが低下していることは、無気力な傾向や衝動にブレーキがかかりにくい傾向と関係している。

このように、インターネット依存が、麻薬や覚醒剤依存と同じく脳に悪影響を及ぼすことについて警鐘が鳴らされている。長時間画面を見続け、脳の同じ回路ばかりを使い続ける環境は、物理的なダメージに劣らない影響を、脳に及ぼし得るということである。

もちろん、インターネット依存については、こうした直接的な影響以外に、間接的な影響も無視できない。現実の存在と接し、温もりある時間を過ごす機会が減り、機械的で非共感的な操作に脳を使う時間ばかりが増えることは、回避的な傾向を強めてしまうことにもつながるだろう。

子育ての変容

情報化はある意味、近代化という社会変動の最終段階で起きている変化だと言えるだろう。工業化や都市化、核家族化といった、この数十年間の一連の動きは、子育てのあり方を大きく変えてきた。その動きの中で、子どもに独占的に与えられていた母親の関心は、子どもにばかり注がれるというわけにはいかなくなっている。

電化製品の普及により家事労働の負担が大幅に減り、母親が子どもといっしょに過ごせる時間は増えたはずだが、その一方で、母親はそれ以上に忙しくなった。仕事や趣味に時間を使うことが、独身のときと同じように可能になったからである。それは、ある意味「解放」とも呼べる出来事だっただろう。だが、母親の家事労働の負担が減ったにもかかわらず、子どもとの関わりの質が劣化するという事態が起きているのである。母親は、家事だけでなく子育てからも解放されようとしてきたが、そのあおりを食ったのは、子どもである。乳飲《ちの》み子の間も、母親とは別の人のもとで過ごす時間が長くなったのだ。

これは、今では当たり前のことのように思われているが、他の哺乳類では考えられないことである。乳離れするまでの間、母親は子どもを体に密着させているか、そうでないときでも、手元におき、目を離そうとしない。それは、愛着システムによって生存が支えられている哺乳類の本能である。その本能に背くことは、子どもにも、母親にも無理を強いることになる。

母親の関心や世話を子どもから奪うのは、仕事や趣味だけではない。現代の母親は、わが子の顔をみつめ、反応に応えるよりも、テレビやケータイ、パソコンの画面をチェックしたり、視聴することに注意を奪われがちだ。

これでは、わが子がどんな反応をしていても、何も応答のしようがない。母親は自分の都合のいい時間に子どもにかまおうとするかもしれないが、それは、本来の応答性ではない。母親の気まぐれに子どもが合わせさせられているだけで、そこで起きていることは、結局ネグレクトと同じである。

しかも、核家族化、小家族化し、父親は不在がちという状況である。母親以外に子どもに反応を返せる存在はなく、子どもは、ネグレクトされやすい状況におかれている。母親が自分の用事をしている間、子どもの相手をさせようと、ビデオやテレビに頼ることも一般的だ。ビデオやテレビは、一方的に映像や音声を垂れ流すだけで、子どもの欲求や反応に応えてくれることはない。嫌がろうが、喜ぼうが、泣いていようが、子どもの気持ちや意思や反応は、完全に〝無視《ネグレクト》〟される。そうした環境が、共感的な応答に満ちた環境とは正反対なものであることは間違いない。まったく意識されていないが、これもまたネグレクトである。

近代化と危機に瀕する愛着システム

愛着は本来子育てのために進化し、守られてきた仕組みである。愛着が稀薄なものに変容し、回避型の愛着スタイルが広がるとき、もっともダメージを受けるのは、夫婦関係の維持や子育てである。稀薄な愛着しかもたない回避型の適応戦略は、果たして将来にわたって維持可能なものだろうか。

愛着の働きの一つは、母親が幼い子どもから離れないようにすることである。母親は子どもを手放すことに本能的な不安を覚え、子どもも母親から離されることに抵抗する。それが自然な仕組みであり、この数十年の例外的な時期を除けば、幼い子どもは母親と完全に密着して育ってきたのである。未開の部族などの調査でも、同様のことが確認された。また、かつて乳児期は、現代人よりもかなり長い傾向があり、もともと人類は、三、四歳ごろまで母乳を与えるのが一般的だったのではないかとされる。

ところが、巨大な社会と文明を築き上げ、専門分化し効率化のもとに生活する現代人は、乳児期を、ほとんど必要悪のようにみなすようになった。そしてそれが、母親と子どもをさっさと引き離すことにつながった。こうした傾向が、近代資本主義の発祥の地たるプロテスタントの西洋諸国で強いことは興味深い。これらの国々では、効率的に栄養や環境を管理すれば、べたべたと母子がいっしょに過ごす必要はないという考え方が趨勢《すうせい》となったのである。

なかでも、子どもを甘やかさず、早くから自立させようとする傾向が特に強いとされるのが北ドイツである。この地域では、回避型愛着を示す子どもの割合が、他の欧米の地域と比べても、二倍以上と非常に高いことが報告されている。

新生児室、ベビーベッド、保育所

子育てを効率化する上で、今では当たり前になっているものが、新生児室であり、ベビーベッドであり、託児所や保育所である。生まれたばかりの赤ん坊は、なぜか母親から引き離され、新生児室というところに集められて過ごす。頭や体を押し潰されそうになり、息も絶え絶えの中、まさに命がけの苦労をして、ようやくこの世に生まれてきたと思うと、頼るべき母親と離ればなれになり、騒々しい泣き声であふれる、無味乾燥な部屋におかれるのである。これは、愛着形成という点でも、赤ん坊にかかるストレスという点でも、かなり疑問のある処置だと思われる。

新生児室に移す理由は、出産したばかりの母親が安静に過ごせるということとともに、新生児の状態を観察、管理しやすいということにある。そうした管理のもと、母親に会うのは授乳の時間だけで、母乳の出が悪いとなると、看護師が機械的にミルクを追加して飲ませる。そうして新生児期の一週間ほどを過ごす。泣き叫んでも、応えてもらえない時間を味わうことから、人生を始めるのである。それは、回避的な愛着スタイルへの第一歩だとも言える。

しかし、これは自然状態の新生児や母親にはありえないことだ。自然状態では、母親は絶えず子どもをそばにおき、よそ者を近づけようとはしない。ましてや、他人にわが子を触らせることなど、考えられないことである。近代的な産科学は、効率的な管理という大義のもと、愛着や子どもにかけるストレスという点で、思いもかけない影響を及ぼしている可能性がある。

ほんの二、三時間、母親から離されるだけで、子どもの脳にその痕跡《こんせき》が認められるという事実からすると、現在一般的に行なわれている産科的処置は、子どもが生存していく上で欠かすことのできない何かを脅かすほどの重大な危険をはらんでいるように思える。

病院で出産するのが一般的となり、新生児室で育った子どもが多数を占めるようになったのは、おそらく一九六〇年代の半ばからではないかと思われる。同じころから、アメリカ流の子育てが広まるとともに、添い寝ということが否定され、ベビーベッドに寝かせるという習慣が普及した。

母親から離れても泣きもせず、世話がかからないことが、ベビーベッドの優れた効果だと考えられた。早く自立する効果があると賞揚されたのである。

しかし、少なくとも、日本の現状をみる限り、ことに自立という点に関しては、覚束《おぼつか》ない状態と言わざるを得ない。自立しているようにみえても、それは本当の自立ではなく、単に回避的な愛着スタイルを身につけるのに一役買っただけなのかもしれない。親密な対人関係を築きにくくしたり、パートナーとの安定した関係を確立するのを困難にすることで、本当の意味での自立を妨げてしまっているとさえ言える。自立は、人に対してよそよそしくなったり、甘えなくなれば達成できるというものではないのである。

一九七〇年代には女性の職場進出が急速に進み、仕事をもつ母親は子どもを預けて働くようになったが、これも子どもの愛着に大きな影響を与えていることは否めない。特に、ゼロ歳のときに預けられると悪影響があらわれやすいことが、いくつかの研究によって裏づけられている。早くから母親から離れて過ごすことが当たり前になった子どもたちは、知らずしらず回避的な愛着スタイルを身につけやすい。呼べども応えてもらえない境遇に置かれるのであるから、それは自然な反応であろう。回避型に特徴的な行動上のリスクも高まるとされる。

また不安の強い子どもは、早くから適応不良の兆候を示し、よく泣くとか、攻撃的になるとか、身体的な症状を起こすなど、何かと母親を手こずらせるといった形でSOSを出すが、まったく問題ないようにみえる子どもでも、実はその影響を免れていないのである。

このように近代的な資本主義とともに発展した、早期の母子分離を優先した養育スタイルは、愛着を軽視したものであり、愛着を不安定にし、特に回避的な愛着を促進するものと考えられる。

不幸な連鎖が問題を加速する

愛着のシステムは、後天的な体験に負うところが大きい。つまり、親世代の愛着が不安定だと、その親に育てられた子どもは、愛着がさらに不安定になりやすい。そして、孫世代になると、さらに問題が加速するということになってしまう。

回避型愛着スタイルの場合にも、そのことは言える。忙しい母親にあまりかまわれることなく育った子どもは、回避型の愛着スタイルになることで、その状況に適応する。その子どもが親になると、子育てよりも仕事や趣味に楽しみを見出すので、いっそう子育てに無関心となりやすい。そして、回避型の親に育てられた子どもは、さらに回避的な傾向を強めていくのである。

現代社会において、境界性パーソナリティ障害（見捨てられ不安が強く、自傷行為などを繰り返す情緒不安定なタイプのパーソナリティ障害）のような不安定な愛着スタイルの持ち主が増える現象と、回避型の人が増える現象が並行して起きているのには必然性がある。愛情という養分の乏しい環境で生き抜くには、求めることを一切やめるのがもっとも理にかなった適応戦略である。境界性パーソナリティ障害の人の苦しみにあらわれているように、求めようとすればするほど、もっと傷ついてしまうことになるからである。

回避型愛着スタイルは、個人的な問題にとどまらず、社会全体が抱えている問題だと言える。その中で生きる人びとが、プレーリーハタネズミ型から、サンガクハタネズミ型に変化しつつあるということである。その変化が避けがたいものだとしたら、その状況のもと、回避的なスタイルに適したパートナーシップや子育てが模索されているとも言える。

第四章　回避型の愛情と性生活

ここまでみてきたように、愛着が不安定な人は、親密な関係において困難を抱えやすく、子どもやパートナーといった近接した存在を支え、世話をするということに支障を来しやすい。ただ、その困難の性質も、不安型か回避型かによって、大きく異なってくる。本章では回避型の特徴を中心に、その点について、もう少し詳しくみていこう。

親密な関係が築きにくい理由

回避型の人は、自己開示が苦手である。しかし、それを避けることによって、一層他者との間に親密な関係を築くことが難しくなる。表面的な関係から親密な関係に移行する上で不可欠となるのは、自分が何者で、何を感じて生きてきたかを知ってもらうことだからである。こうした自己開示を避け、秘密主義を貫こうとすれば、そこで親密になるプロセスは止まってしまう。

回避型の人は、感情表現も抑えられがちだ。特に、歓びや関心といったポジティブな表情が、より強く抑えられる。その結果、周囲に与える印象をネガティブで近寄りがたいものにしてしまう。親密な関係を築こうとすれば、ポジティブな感情表現や自己開示を意識的に増やすことが必要なのにもかかわらずである。

また回避型の人は、自己開示や感情表現を抑えてきた結果、気持ちや感情があいまいになりやすい。これが思わぬマイナス要因になる。

気持ちや感情といった情動は、理性でくくりきれないものだが、実は、意思決定においてとても大切な役割を果たしている。というのも、根本的な行動の指針を与えてくれるのは、情動だからである。

たとえば、その相手と結婚するべきかどうか悩んでいるとき、「好きだ」「いつもいっしょにいたい」という気持ちや感情が強力なものであれば、あまり迷うことはないだろう。ところが、気持ちや感情があいまいかつ稀薄な場合は、自分が相手のことを好きなのか、いっしょにいた方がいいのか、いない方がいいのか、それさえ、はっきりとわからない。

こうした問題に決着をつけるには、理性では説明のつかない、「好きだ」「いっしょにいたい」という激情が必要である。ところが、回避型の人は、勢いのままに突っ走るということになりにくい。冷《さ》めた目で、相手の欠点や失敗に終わるかもしれないリスク、そのときのダメージなどといったことを考えてしまうのだ。だから、ますます熱くなれない。つい面倒くさそうだから、やめておこうということになってしまう。

回避型の人の子育て

大学生を対象にした研究によると、回避型の人は、将来子どもをもつことにさほど興味がなく、また子どもを世話することからあまり満足が得られないと答えている。また、回避型の親を対象にした調査では、子どもに対して距離があると感じており、子どもとの親密な関係を楽しむことができない傾向がみられた。

実際回避型の親は、子どもの気持ちには無頓着で、自分の思い通りにさせようとする傾向が強く、自分の与えた課題をこなせるかどうかに焦点を当てがちである。途中の頑張りや気持ちの部分にはあまり関心を向けない。

また、子どもと離れるという状況になっても、比較的冷静で、あまり不安を感じない。これは、哺乳類の常識としては〝異常〟なことである。その点、子どもと離れることに不安やストレスを感じやすい不安型の母親は、ある意味、哺乳類的である。ただ、乳離れして十年、二十年経っても、わが子に対して同じような不安を抱き続けるのは、やはり〝異常〟と言えるかもしれない。

さらに回避型の親は、子どもが困っていたり、弱って助けを求めているときほど、無関心になったり無視したりする傾向がある。子どもが喜んだり、笑ったりすることには反応するが、子どもが泣いたり、むずかったりすると、かえって反応が弱くなってしまうのである。

つまり、子どもが切実に親を必要とするときほど、親は子どもの求めに応じなくなるという矛盾した事態が起きやすい。

回避型の人の愛情

こうした回避型の、子どもに対する傾向は、パートナーとの関係においても認められる。回避型の人は、パートナーに対しても無関心で、反応が乏しい。身体的に距離をとり、接触することもあまりない。そして、非協力的なスタンスをとりがちである。相手を自分の思い通りにしようとする一方で、相手の気持ちには応じようとしないという乖離《かいり》もみられる。

人と距離をとることで自分を守ろうとする――これは回避型の戦略で、この戦略は、自分の安全が脅かされそうな状況になるほど強まってしまう。実際、パートナーの困難が増し、苦しみの表情をすればするほど、回避型の人は怒りを覚え、否定的な反応をするという研究結果も報告されている（Simpson et al., 1992; Rholes et al., 1999）。

一見すると、献身的に行動することがあるが、その場合も、自然な感情からそうしたというよりも、そうしないともっと面倒なことになるとか、献身的なフリをすれば有利に事が運ぶといった打算が働いた結果だったりする。

他人の痛みや苦しみに対する回避型の人の態度は、相手の立場に立った共感的なものというよりも、冷淡だったり無関心だったり、怒りや苛立《いらだ》ち、憐《あわれ》みだったりする。憐みは、相手に対する共感という対等な感情ではなく、優位に立つ者が困っている者を見下すという性質をもつ。

ある実験では、カップルのうちの一人に、ストレスのかかる課題をやってもらい、もう一人に慰め役になってもらうという設定で、愛着スタイルの影響が調べられた。その結果、回避型の人は、慰め役として有効な働きかけが行なえなかったが、同時に、パートナーが困っていても、あまり気持ちを乱されることもなかったのである。

また回避型の人が、ときに、苦しむ者の姿を面白がるといった場合もある。回避型の子どもは、弱い者いじめをする側に回りやすいことは、以前から知られた事実である。

不安型の人の子育て、愛情

回避型の人の特性を理解する上で、それと真逆とも言える特徴をもつ不安型について知っておくことは有用である。

不安型の人は、自分の感情に囚われやすい。だから、事実を客観的にみて、相手が必要とする助けを与えるよりも、不必要に大騒ぎをしたり、的外れなことをしがちである。

不安型の人は、他人の痛みや苦しみを目撃した際、安定型の人よりも強いストレスを感じることが、実験的にも裏づけられている（Britton & Fuendeling, 2005）。だから、たとえば、目の前に傷ついて血を流している人がいたとしても、あたかも自分が血を流しているように感じてしまうので、その痛みや苦しさにわれを忘れ、適切な処置を施すことができない。苦しんでいるわが子や傷ついているパートナーを前にした場合にも、同じようなことが起きる。

そのため、不安型のパートナーや親は、相方や子どもが抱える問題を解決する上で、有効な助けになりにくい。感情的な指示を場当たり的に発したり、余計な口出しをすることで、掻《か》き回してしまうのだ。

また不安型の人は、相手の求めているものが明確でないと、相手をうまく助けることができないという傾向もみられる。相手からはっきり言われて初めて、それと気づくのである。

このように、相手の必要とすること、求めていることを掴むのがあまり上手でないという点では、回避型の人に似ている。違いは、回避型の人が、相手の気持ちに無関心である一方、不安型の人は、自分の気持ちや感情の方に気をとられて、相手のことを冷静にみられなくなっているという点である。

不安型の人は、人と親密な関わりをもちたい、喜ばれたい、感謝されたいという欲求が強い。だから、とても熱心に世話をしようとする。実際、よき母親（父親）、よき妻（夫）として、その役割に精魂を傾けていると、自他ともに認めているという場合が多い。ところが、安定型の人と比べると、その役割は必ずしも本来の機能を果たしていない。不安型の人の世話は、「相手ありき」ではなく、まず「自分ありき」になってしまいがちなのである。

本来、子どもの世話をすることは、子どもを支え、その自立を助けるものである。この場合、いたずらに助けを与えればいいというわけではなく、子どもの気持ちや感情に応じて、ときに温かく見守るだけのことも必要である。

だが、不安型の人は、とにかく子どもの世話を焼くこと自体が目的になってしまいがちだ。

つまり、過保護過干渉が起きやすいのである。その結果、怒りや反発を招き、うっとうしがられることになる。子どもをペットのように縛りつけ、子どもが積極的に外界を探索しようとするのを妨害してしまうこともある。子どもが自立のために必要な社会的スキルを身につけたり、恋愛を経験するといったことにも否定的な見方をしやすい。親の方が見捨てられると思ってしまうのだ。

不安型の親に育てられた子どもの一部は、成長するにつれて、そのことを感じとるようになる。そして、親を重荷に感じ、その頸木を脱したいと思い始める。実際に反旗を翻《ひるがえ》し、それに成功した人は幸いである。罪悪感を抱きながらも、自分の道を歩むことができるだろう。しかし、親の呪縛《じゅばく》から逃れられないままに、その支配に甘んじ続ける人は、やがて心の中にやり場のない怒りを宿《やど》すようになる。それは、自分が母親の人形にされてしまったという怒りである。

両親の相補効果と相乗効果

子どもには、父親と母親がいる。両者は本来、子育てにおいて協力し合うべく存在している。母親が回避型や不安型であっても、父親が安定型であることによって、子育てにおける不足や偏りを補うことができるのである。

しかし、両者が不安定型だと、負の相乗効果が起き、両者の関係が不安定になりやすいだけでなく、子育てにおいても極端な偏りを生じやすくなる。

実際、コーンらの研究（一九九二）によると、不安定型の愛着スタイルをもつ母親であっても、安定型の夫と結婚した場合には、不安定型の夫と結婚した場合に比べて、子どもに対してより良い支えを与え、助けになろうとする。母親の子どもに対する養育態度は、母親の愛着スタイルだけで決まるわけではなく、夫の愛着スタイルによっても左右されるのである。

不安定型の母親と回避型の父親という組み合わせはよくあるパターンで、その場合、父親は子どもに無関心で、子育てに協力せず、その分母親に負担がかかって、子どもを感情的に叱り飛ばしたり注意ばかりすることになる。たまに父親が口を挟むかと思えば、母親の気持ちや感情を逆撫《さかな》でするようなことばかりで、火に油を注ぐ結果となる。子どもは母親を恐れ、やがて反発するようになる一方、父親には何の愛着も感じない。

そもそも愛着システムが何のために発達したかと言えば、それは、子育てを守るためである。愛着システムによって、子どもは母親を求め、そんな子どもを母親は肌身離さず守り、父親と母親が絆を保つことで、父親もまた子育てに協力する。家族という仕組みは、愛着のシステムが拡大したものであり、家族もまた、子育てを守るために本来生まれたものである。愛着システムがうまく機能しなくなると、父親と母親の絆がまず緩み始め、それが母親と子どもの絆にも及んでいく。父親が子育てに協力しなくなり、家族はバラバラになる。そして、ついには母親さえも、子どもを育てることに困難を覚えるようになる。愛着の崩壊は、家族の崩壊であり、子育てを守る仕組みの崩壊なのである。

介護への姿勢にもあらわれる

愛着スタイルは、パートナーや子どもへの関わり方に強くあらわれるわけだが、自分自身の親に対する姿勢にもあらわれる。それは特に、親に介護が必要となったときの対応においてである。

回避型の人の場合、親の介護に対する姿勢は消極的で、介護を重荷だと感じやすく、親を施設に入れて、世話をそちらに任せようとする傾向が強い（Crispi et al., 1997; Carpenter, 2001）。子どもに対しては過剰な世話をする傾向のある不安型の人も、親に対しては支えになろうとしない傾向がみられる。

親が認知症になっても、子どもとの愛着は残っているが、そのスタイルの違いは再会した場面の反応の違いとしてあらわれる。ある意味、露骨にあらわれると言ってもいいだろう。認知症の親と子どもが再会する場面を観察した研究によると、子どもの愛着スタイルが安定している場合には、親はとても再会を喜ぶが、子どもの愛着スタイルが不安定な場合には、親の反応も乏しかったり、ぎこちなかったりしたという。子どもの愛着スタイルは、親との愛着を反映しているが、それは親の側の、子どもに対する愛着を反映したものでもある。

親の反応が乏しかったりネガティブなものであったりすれば、子どもも面会や介護の意欲をもてなくなるだろう。愛着が不安定な子どもを、親はますます愛さなくなるのと同じように、子も、無愛想な親を世話したいとは思わなくなる。

愛着という観点からみると、施設化の進んだ現在の介護システムは、着実に脱愛着型社会に向かって進んでいることの結果である。親が、自分の年老いた親を介護する姿を、子どもが目にすることもなくなりつつある。「人の世話をする」——そんな本能的な仕組みをもって生まれてきたとしても、そうした体験もなく育った子どもは、それを重荷としか感じない。

個人主義的で自己愛の強い価値観やライフスタイルが、回避型愛着を促進している。それは、孤独に暮らし、見知らぬ人の中で孤独に死んでいくという方向に、社会が向かうことを意味している。

愛着と性の営み

パートナーとの間に成立する性行為は、愛着スタイルの影響を強く受ける。安定した愛着の人は、性的興奮やパートナーの性的魅力に対して素直に反応することができ、パートナーの要求を的確にとらえ、それに応えやすい。また、抵抗や不安を覚えたり、一方的にのめりこんだりすることなく、自分とパートナーとの愛情の交換や反応を楽しむことができる。

性的なクライマックスに対しても、相手を自然にリードしたり、逆に相手に自然に身を任すことができる。性的な満足度も高く、よって性的なことに過度に囚われることも少ない。

愛着の安定した人の性的営みの特徴は、特定のパートナーとの長期的な関係を好むということである。相互の理解や思いやりが、親密な関係を楽しむ上で重要な要素になるのだが、愛着が安定した人は、それが自然に身につき、またそこから大きな満足を得られるので、新奇な刺激を求めることに関心が低い。

しかし、愛着が不安定な人は、相互的な信頼関係から得られる満足や歓びに乏しく、新奇な刺激の方が魅力的に映りやすいので、パートナーとの関係が短命に終わりやすい。

そうした傾向は、回避型にも不安型にも共通するのだが、両者の間には大きな違いがある。

その違いをひと言で言えば、不安型の人にとって、性的関係が非常に重要な意味をもつのに対して、回避型の人にとっては、それほど重要な問題ではないということだ。不安型の人にとって性的なパートナーは、自分を支えてくれる存在であり、性的な奉仕は、いわば自分を支えてくれることに対する代償でもあり証《あかし》でもある。だが、回避型の人にとって性行為は、それほど大きな快楽でもなければ、安心感の拠《よ》り所《どころ》というわけでもない。排泄《はいせつ》や遊びや仕事と同じく、人生における一つの必要事にすぎない。

回避型の人は、密着した距離を心地よく感じることができず、また他者に対して否定的なイメージを抱きがちであるため、性的な営みは、不安を掻き立てるばかりで、楽しめる行為になりにくい。実際、回避型の人は、性的関係をもった経験が少なく、つきあい始めても、性的関係をもつ回数が、回避型以外の人に比べて少ないとされる。

同棲しているカップルを対象とした調査でも、いっしょに暮らしていても性交渉をもつ頻度が少なく、そうした場面を避ける傾向が、男女とも認められている（Brassard, Shaver & Lussier, 2007）。その一方で、自慰する頻度は、回避型以外の人よりも多く、自分でコントロールできる性的な営みの方が気楽に楽しめると考えられている（Bogaert & Sadava, 2002）。

回避型の人が性的な営みを楽しめるのは、長期的な重荷や責任を背負わせられるという憂《うれ》いがなく、その場限りの関係をもつことができるときである。結婚を迫られたり、永続的な関係を求められると、性的欲望自体を感じにくくなってしまう。負担に対する不安のために、交わりを楽しむどころではなくなってしまうのだ。

子どもをつくるために営みを強要されたりすれば、なおさらである。もはや、それは気楽な楽しみではなく、苦役でしかなくなってしまう。

『課長島耕作』というサラリーマンに高い人気を誇った漫画がある。バブルのころに連載が始まったが、主人公・島耕作の愛情生活には、回避型愛着の傾向をはっきり認めることができる。

島耕作と妻との関係は、物語がスタートしたころからすでに冷え切ったものになっていた。妻も浮気をしているらしいが、彼はそれを問いつめようともしない。彼もまた不倫の恋に興じるが、彼が一番楽しめるのは、相手がセックス以上の関係を求めないときである。妻が別居や離婚を切り出しても、仕方ないと受け入れる。子どもに対して愛情がないわけではないが、子どもと離ればなれになることにも淡々としている。彼と肉体関係になる女性は、すべて女性の方からアプローチしてくる。自分から惚《ほ》れた女性を口説《くど》くことはない。

島耕作は、団塊の世代に属し、主人公と同様、読者の中心も、当時、三十代、四十代を迎えた戦後のベビーブーム世代であった。こうした主人公に、多くの人が共感したということは、団塊の世代において、すでに回避型愛着スタイルが広がり始めていたということになるだろう。

プロセスはいらない

セックスに至るまでには、通常、恋愛をしたり、口説いたり、デートに誘ったりといった面倒な手順を何段階も踏み、時間と手間をかける必要があるが、回避型の人にとっては、そうしたプロセスが厄介に思えてしまう。たとえセックスをする関係になったとしても、今度は結婚を迫られるのではないかとか、時間とお金をかけてわざわざデートをしても、肝心なときに機嫌を損ねたり、タイミングが悪かったりして、セックスの誘いを断られるのではないかなどと思い煩《わずら》うのもうっとうしい。

そうした煩事を避けるのに好都合なのが、いわゆる風俗や、ネットの掲示板である。行きずりのセックスやプロの女性に性のはけ口を求めることも、回避型の人に多いとされる。

ある三十代の男性が相談にやってきた。男性は専門職で、職場ではそつなく仕事をこなし、同僚との関係も良好だった。美しい妻がいて、子どももいて、家庭生活に何ら問題がないかのようであった。だが、男性はある秘密を抱えていた。風俗に通うのがやめられないのだ。その悪習が始まったのは、妻との交際中からだった。最初は、まだ結婚前だった妻と会える頻度が減り、性欲の処理に利用したことからだった。だが、結婚しても、こっそり隠れて利用するということが続いてしまった。妻に対して性的魅力を感じ、何ら不満はないにもかかわらず、行きずりの女性とのセックスがやめられなかった。

かといって、特定の女性と不倫をしたり、恋愛をしたりする気持ちは毛頭なかった。ただ、その場限りの性欲の処理を後腐れなく行なえればよかった。風俗であれば、相手の体調や気分に関係なく、自分が必要とするときに欲望を解消することができた。出会ったばかりの女性とセックスをすることからは、性的な満足は得られても精神的な満足は得られなかった。妻の方がずっと魅力的だと感じているが、性的な欲望を処理するだけの相手だと逆に割りきることができた。

この男性には、もう一つ大きな特徴があった。それは、一見するととても明朗で、気さくにしゃべり、社交的だとさえ思われているが、実は本当の友だちが一人もいないということであった。そうした傾向は、中学くらいから続いていて、学校では楽しく話をするが、個人的なつきあいをしようと思ったことは一度もなく、互いの家に遊びに行くというような関係になったこともなかった。社交的にふるまう自分は、ある意味、演技している自分であり、プライベートでまでそれを続けたいとは思わなかった。彼は、一見しただけではわかりにくいが、実は回避型の愛着スタイルを抱えた人だったのである。

この男性は、支配的な母親に過保護に育てられていた。何もかも母親が決めて、男性は母親の言いなりとなって暮らしてきた。母親は、子どもを可愛がりすぎるタイプで、不安型の愛着スタイルの持ち主と考えられる。不安型の母親に過剰に支配されて育った場合も、子どもはしばしば回避型の愛着スタイルを身につけてしまう。人と関わることに、自然な歓びよりも息苦しさを感じてしまうのである。だから情緒的な関わり抜きのセックスの方が、うっとうしさを感じないですむ。肉体や性的征服への純粋な欲求を満たすことができたのだ。それは、味気なさを補って余りある魅力だった。

この男性の場合、母親に溺愛《できあい》されたことから自己愛的な万能感が残り、それを満たすために、女性を思い通りに征服する行為が、深層心理に根ざす欲求に、うまくはまりこんでしまったのだろう。いわゆる男根ナルシズムだが、そこで味わう満足には、後ろめたさはあるものの、支配的な母親とどこか重なる妻との管理されたセックスからは得られない自由さがある。それは、この男性にとって、母親や妻の支配から解放されるという意味をもっていたのだろう。

性行為を忌避する場合も

このように、性行為を非情緒的な行為に貶《おとし》めることで、スポーツやゲームのように扱おうとする回避型の人がいる一方、むしろ回避型に多いのは、性行為にあまり積極的になれないというタイプである。比較的軽度のものが性行為の回避、いわゆるセックスレスであり、さらに重度なのが性行為そのものの忌避《きひ》である。

性行為の回避は、性行為によって得られる快感よりも、性行為に伴う気苦労や苦痛、不安感といったものが勝ることによって起きる。パートナーから性行為について責められたり、失敗した体験が原因となることもあるし、パートナーから拒否されたことをきっかけに、セックスレスに陥る場合もある。

愛着が安定していないカップルでは、パートナーへの性的な欲求が衰えたり、冷めてくると、互いの欲求がシンクロしにくくなる。ズレやすれ違いが増え、セックスの拒否や回避も起きやすくなる。パートナーの一方が、性的な欲求不満を抱えてしまうと、性的な関係の終焉《しゅうえん》が関係の終焉にもなりやすい。

他方、性行為の忌避には、性行為恐怖症のような状態から、禁欲や非人格的な対象を求めるといったものまで、さまざまなタイプがある。いずれにしろ現実の異性や生殖器が、グロテスクで醜悪で穢《けが》れたもののように感じる傾向は共通している。

性行為恐怖症は、インポテンスという問題を伴いやすい。それが元で、パートナーに責められたり嘲《あざけ》られたことから、性行為恐怖症に至ってしまう場合もある。禁欲的な生活スタイルも、回避型の人がしばしば採用する生き方である。社会的喜びが乏しいシゾイド的な人（50ページ参照）では、その傾向が強まりやすい。

二十代後半の男性Tさんは、女性恐怖症に苦しんでいた。人並み以上のルックスに恵まれているにもかかわらず、自分を醜いと感じ、また自分の能力にも自信がもてないでいた。そのことで、何度もカウンセリングを受けてきたが、カウンセラーに対しても打ち解けることができないと悩んでいた。本心が言えず、カウンセラーの発言に合わせてしまうのだが、同時に、わかってもらえないことに絶望して心を閉ざし、うわべだけで話す自分を感じていたのである。人に理解されたいという気持ちが極めて強く切実であるにもかかわらず、自分を素直に開示できないのだった。それは、結局、人を心から信じることができないからであった。

この男性の根底にあるのもまた、愛着の問題であった。彼は、回避型に加えて、不安型も同居した、恐れ・回避型と呼ばれる愛着スタイルを抱えていたのである。

男性の父親は、子育てにまったく無関心で、現実の生活でも無力な回避型の人物であった。父親に何か言ってほしい、関わってほしいと思っても、父親はすぐ逃げ腰になってしまうのだった。片や母親は、いつも先回りして心配ばかりし、子どもの世話を焼くことを生きがいにしているような不安型の女性であった。

母親の不安型愛着の問題が、明らかな形で露呈し始めたのは、彼が高校生になったころのことである。彼が「バイトをしたい」と言ったとき、許してくれなかったのである。その代わりに小遣いは潤沢《じゅんたく》に与えられた。彼が大学の二回生になったとき、「仕送りを半分にしてもらっていいから、バイトをしたい」と言ったときも、母親は強硬に反対した。結局男性は、自立の練習をする機会をもてないまま、大学生活を終え、就職した。しかし、対人関係でつまずき、会社を辞め、結局母親に依存した状態が続いてしまうことになる。その一方で、自分を溺愛した母親を憎悪《ぞうお》するようになる。自分の自立を阻んだのは母親のエゴだということを、彼は無意識に感じていたのだ。

それから何年も経って、自分と向き合う中で、彼は自分の対人関係の問題が、いつも母親に気をつかい顔色をうかがってきたことや、父親から関わってもらえなかったことと関係していることに気づくようになった。そして彼の中の女性恐怖、女性嫌悪の根っこは、心の中に抑圧してきた母親に対する恐怖と嫌悪にあったのである。

非人格的な性愛

回避型の人は、しばしば現実の人物を愛するというよりも、その人自身の自己愛的な偶像を愛する。現実に深く耽溺《たんでき》することは、現実の存在を失ったとき大きな打撃を受けるが、偶像を愛していれば傷つく心配は少ないからである。だから回避型の人の愛は、しばしば非人格的な対象への愛という形をとる。たとえば、現実の異性よりも、アイドルやスターといった偶像的な対象への強い憧憬《しょうけい》である。最近では、アニメのキャラクターのような架空の存在への愛という形をとることも多い。このように抽象化され、純化された存在に比べれば、現実の異性は、あまりにも不完全で、猥雑《わいざつ》で、醜悪にさえ感じられてしまう。

回避型の人は、感情の渦に巻きこまれないために、距離をとるという戦略に頼っている。積極的に探索したり、自分をありのままに表現したり、相手を受け入れる間口を広げるよりも、関わりを制限し、外界への窓口を小さくすることで自分の身を守っているのである。性的な営みにおいても、相手の求めや反応を感じとり、それに応えていくというよりも、自分の見たいものだけを見て、自分の中だけで自己完結しようとする。そのため、性的な営みは、パートナーとの相互的で共感的な営みというよりも、相手を支配したりコントロールしようとする行為となってしまう。だから、回避型の人のセックスは、パートナーの感情やニーズを無視した、自分勝手な行為になりやすい。SM的な傾向を帯びたり、フェティシズム的な特徴を示しやすいのである。

回避型の人は、親密さを避けようとする傾向があるにもかかわらず、ある時期、相手を問わず乱交的なセックスに陥ることがある。これは征服や支配欲、賞賛欲といった自己愛的な願望に突き動かされたことによるものだが、セックス自体の歓びや関わりから得られる安心感は伴わず、むしろ飢餓感や空虚さが強まってしまう。

そうした場合、今度は逆に禁欲的な生活に路線変更するということも少なくない。セックス本来の歓びとは無縁な、行為のための行為でしかないので、空しさが限度を超えると、もはやそれを続ける意味はなくなってしまうのである。

回避型の人は、愛情とセックスをまったく別の問題としてみる傾向がある。愛情などなくても、性欲さえあればセックスできると考えるのである。カサノバ的な猟色は、回避型の人によって行なわれる。

一方、安定型の人は、愛情を感じていない相手とセックスすることに、強い抵抗を感じる。また不安型の人は、愛情というよりも淋しさを紛らわせたり、相手の機嫌を損ねないためにセックスをする。本当は愛していない相手でも、強く求められると、身近な人と性的な交わりをもったり、相手を問わずセックスに至ることがある。回避型の人が、自分の性的な能力や魅力を誇示するために、愛情のない相手でもセックスするのとは、意味合いが異なっている。

相性と愛着スタイルの組み合わせ

昔から「相性が合う・合わない」ということはよく言われる。相性の合う相手となら、互いが安らぎを得やすく、うまく支え合うことで、仕事でもよい働きができる。ところが、相性の悪い相手だと、関係がぎくしゃくするだけでなく、仕事や社会的な活動という面でも、互いの能力を活かしきれずに、不本意なパフォーマンスしか示せない。

こうした相互作用は、性的な営みについても言える。互いが歓びを共有する関係になることもあれば、どちらもそうした行為に関心を失《な》くしてしまい、早く老けこんだり、欲求不満を強めてしまう場合もある。歓びを共有し合う関係では、その好影響が、健康面や社会的活力など、他の面にも及ぶ。俗に「上げまん」とか「下げまん」といった言い方をするが、パートナーとの相性によって、その人の性的活力のみならず、社会的成功さえも左右されるということは、実際に経験するところである。

この相性というものは、愛着スタイルの相互作用としてみることができる。回避型の男性の場合、パートナーが不安型の女性だと、性的交渉の頻度がむしろ少なくなってしまうと報告されている。不安型の女性は、親密さに対する渇望が強く、性的な営みに愛情の証を求めようとする。この研究論文の著者によると、回避型の男性は、そんな不安型の女性から求められれば求められるほど、性的営みを重荷に感じ、それを歓びと感じるよりも厭《いと》わしく思ってしまうのではないかと推測している。

回避型の女性の場合にも、同じ傾向がみられる。パートナーが不安型の男性の場合、同じように性的な交渉の頻度は減ってしまうのである。

性的営みの質が違う

回避型と不安型の欲求のギャップは、性的な接触の頻度にもあらわれるが、より重要なのは、その質的な違いである。

不安型の人がセックスに求めるのは、情緒的なふれあいや精神的なつながりで、自分が愛されていると感じられることである。だから、セックス自体よりも、抱擁されることや愛撫されることを求める傾向もある。

それに対して、回避型の人は、情緒的なものを抜きにしたセックスを、むしろ好む傾向にある。抱擁やキスをあまり好まず、愛撫したりされることも心から楽しめない。性的な営みがマンネリ化すると、特に回避型の人は、そうしたことをしだいに省略し、いきなり関係しようとしがちである。相手の反応をみながら興奮を高めていくというプロセスが軽視されてしまうのは、もともとそうしたものへの関心が低く、心地よさをあまり感じられないからである。当然、不安型のパートナーにしてみたら、求めているものとまったく違う、味気ないセックスになってしまう。

また、不安型の人にとってセックスは、愛されていることの証という意味があるが、回避型の人の場合、自分の価値や自信を高め、プライドを満足させるという意味が強い。自分の性的能力や魅力を証明したり、相手を虜《とりこ》にし征服することで満足を味わったり、魅力的なパートナーと関係をもつことで周囲から賞賛され羨《うらや》ましがられたりすることも、性的営みの重要な目的となるのである。

実際、回避型の人の場合、それほど乗り気ではないのだが、周囲に一人前と認められるために、セックスをしたり結婚をするというケースが少なくない。情緒的なつながりのまったくない相手に、童貞や処女を安っぽく捧げてしまうことも、回避型の男女、ことに男性に多いとされる。

回避型でも、性行為に積極的な人はいるが、その場合、気持ちのつながりと性的な関係は、かならずしも一致せず、本当に愛している人に対しては言い寄ったりせず、どうでもいい相手とセックスをするという傾向がみられる。また、セックスや異性の肉体そのものへの関心、性的欲求の満足が、性行為のモチベーションとして大きい傾向もある。

独りよがりな行為になりやすい

回避型の人は、自分の性的な幻想を満足させるために、その道具として、パートナーの肉体を利用しようとする傾向もみられる。幻想に強く支配されたセックスは、えてして独りよがりなものとなりがちである。相手の自然な反応によって、歓びや興奮が高まるというよりも、自分の期待した通りの反応が返ってこないと、幻滅を感じてしまう。だから、パートナーの現実の反応は、興ざめなものとして映ることもある。

回避型の人は、感情の力が弱い。感情や本能的嗅覚しか答えを出せないような問題が苦手である。だから、相手の気持ちを感じとることに困難を感じる。嫌われているのに、愛されていると思いこむこともあれば、愛されているのに、まったく気づかないこともある。これでは、せっかく奮起して動き出しても、選ぶ相手を間違ってしまうことになりかねない。それで手痛い失敗を味わうと、ますます臆病になって、動こうとしなくなる。

愛着が不安定な人の場合、セックスを強要するリスクが高くなるとされるが、なかでも回避型の人は、最初のデートのときなど、相手に心の準備ができていないにもかかわらず、セックスを迫るという事態が起きやすい。相手の反応や気持ちに目を向けることよりも、自分の欲求や期待に支配されて行動するので、そうした行き違いが生じやすいのである。

つきあっていたり、いっしょに暮らしている場合でも、回避型の人は、パートナーの気持ちと関係なく性的な営みをもとうとする。パートナーを自分の所有物のように受け止めやすく、また義務として自分の欲求に応じるべきだと考える傾向もみられる。

不安型の人も、相手に性行為を強要する場合があるが、安心感を得ようとして求めることが多い。相手から見捨てられる、拒否されるという不安を、セックスをすることで打ち消し、紛らわそうとするのである。

その意味で、回避型にとっても不安型にとっても、セックスを拒否されることは大きな動揺を引き起こす。回避型の人は、プライドを傷つけられたと感じ、驚きと怒りに囚われる。

継続的な関係にある場合は、パートナーが義務やルールに反していると受け止め、そのことを引きずりやすい。回避型の人の生活は、その場その場の情緒や感情ではなく、義務や約束事や習慣をベースに成り立っているので、イレギュラーな事態をうまく受け止められないのだ。こうして、パートナーとの生活が安全基地と感じられなくなっていく。

一方、不安型の人にとっては、義務やルールよりも、そのときの気持ちが何よりも重視されるので、習慣や決まり事のようにセックスを求められることは、とても苦痛で暴力的なことに思えてしまう。もちろん、そうしたパートナーを安全基地とは感じられない。

こうした受け止め方の違いが、双方から安全基地を奪い、愛着を不安定なものに変えていく。セックスにおけるすれ違いは、その意味でも重要な問題だと言える。

結婚生活が窮屈に感じることも

回避型の人にとって、結婚生活は葛藤を抱きやすい場である。

パートナーとの情愛的な共感やパートナーが常にそばにいることは、回避型の人にとって重荷になる。自分一人の時間が一番重要であるから、絶えず誰かと時間を共有するのを求められると、拷問《ごうもん》に感じてしまうのである。そうした思いが、結婚生活を行きづまらせてしまうことも少なくない。


三十代前半のMさんは、夫の行動や態度がまったく理解できない。結婚生活というものは、互いに歩調を合わせ、いたわり合いながら築いていくものだと思っていた。しかし、夫はそうではないらしく、結婚してからも、独身時代と同じように、自分の楽しみを優先しているように思えて仕方がなかった。

夫は、子どもをもつことにも消極的で、Mさんがその話をしても、給料が少ないことを理由に、「もう少し先で」と言うばかりで、積極的な反応はなかった。

だが、三十歳を超え、Mさんも、将来に対して焦りを感じるようになり、夫に「どう考えているのか」と問いつめることが多くなった。ところが、夫はMさんの思いをわかってくれるどころか、そういう話を避けるようになり、Mさんとしても、夫の気持ちがわからなくなるのだった。

　また、結婚三年目くらいまでは、夫はMさんに対して、思いやりや協力する姿勢もみせたのだが、それを過ぎたあたりから、家にいても、パソコンやゲームをして時間を過ごすことが多くなった。Mさんのことも、まるで家政婦のような扱いになり、たまりかねたMさんは夫に「別れたい」と切り出した。すると、夫はひどくうろたえ、しばらく態度を改めるのだが、すぐまた元の調子に戻ることの繰り返しだった。

　そんな折、夫に転勤話がもち上がった。転勤先が夫の実家方面だったため、とりあえず、夫は実家から仕事に通うことになった。落ち着いたら、新たに居をかまえ、Mさんをそこに呼び寄せるということに決まった。

　ところが、いくら待っても、夫から新居の話は出ず、多忙や経済的な問題をもち出して、先延ばしにし続ける。業《ごう》を煮やしたMさんが、どういうつもりなのかと怒りをぶつけたところ、夫はしばらく別々に暮らしたいと言いだしたのだ。

　その後も、給与を折半して別居する状態が続いている。夫はその生活がすっかり気に入っているようだ。夫にとっては、三万円の小遣いしかもらえなかった妻との暮らしよりも、給与の半分を自由に使え、誰からも束縛されない実家暮らしの方が、ずっと快適なのだろう。

妻とのセックスも、快楽が目的だったうちは、それなりに魅力であったが、目的が子どもをつくることに変わると、逆に苦役になっていたのかもしれない。結局、家族に対する責任というものから、夫は逃れたかったのだろう。自分のための安全基地に徹してくれていた間は、妻にも存在価値があったが、責任を求める存在になったとたん、疎ましい存在に変わってしまったのだ。

回避型にとっての結婚

このように見ていくと、回避型の人がなぜ結婚するのかわからなくなってくる。しかし、現実には、回避型の人も結婚しているわけで、そのパターンは、大きく分けて三つ挙げられる。

まず、もっともありがちなのは、相手や周囲のペースに乗せられて、いつのまにか話が進んでしまい、気がついたらいっしょになっていたというケースである。

種田山頭火の結婚も、その一例である。

学業よりも俳句や文学にうつつを抜かしていた山頭火は、羽振りの良かった父親が株で大損し、家産が傾いたため、大学を辞め、山口の実家に戻って、酒造りを始めることになった。その際、「商売をするのには妻が必要」と、周囲に見合いを勧められた。

だが、山頭火は、結婚する気などなく、かねてから「自分は禅坊主になるんじゃ」と遁世への願望を口にしていた。それが、周りから言い含められ、逆らうのも面倒くさいということで、妻を娶《めと》ることにしたのである。

自分の人生でありながら、どこか他人事《ひとごと》のようなこの態度は、このタイプの人にしばしばみられるものである。

しかし、結婚しても、一家の主《あるじ》として頑張るどころか、妻に商売を任せっきりで、自分は俳句三昧《ざんまい》の暮らしだった。これでは事業がうまくいくはずもない。杜撰《ずさん》な管理がたたって、酒蔵の酒を腐らせてしまい、これが巨額の損失となり、とうとう種田家は破産に追いこまれる。山頭火と妻は、妻の実家の熊本へと落ち延びることとなった。

熊本で、古本屋や額縁屋を試みるも、どれもうまくいかない。そこで山頭火は、一人職を求めて上京をする。

しかし、一人の気ままな暮らしに慣れてしまうと、妻子を迎えるどころではなく、働いたわずかな金もすべて酒代や本代に消えた。その四年の間、妻子の生活費の面倒をみていたのは、妻の実家だった。

ついに妻の実家からも愛想をつかされ、離婚の話が出ると、山頭火は拒絶することなく離婚届に判を捺《お》した。実は、妻のサキ自身は離婚を望んでいたわけではなく、山頭火が拒否してくれることを期待していたのだ。ところが、山頭火があっさり離婚に応じたと聞かされて、サキも仕方なく判を捺したという。

外部からの圧力に対して、何ら自分の意思をもって抵抗することがない点にも、回避型の特徴がよく出ている。他人と争ってまで自分の考えを主張する気持ちが乏しいのである。それには、そこまでして守らなければならない絆というものが存在しないという感覚が与っているだろう。「これだけは譲れない」という執着があるから、守るべき存在があるから、争いや葛藤も生じるのである。

山頭火と妻のサキとの相性があまり良くなかったという見方もある。サキは、しっかり者で頭も切れる上に美しく、山頭火からすると、気楽に甘えられる相手ではなかったというのだ。つまり、妻が山頭火にとって、「安全基地」の役割を果たしていなかったということである。上京して、四年も家に帰らないという事態は、裏を返せば、家族と距離をとらずには、心のバランスが保てないところまで山頭火が追いつめられていたということでもあろう。

心の中の幻を求めて

回避型の人が結婚するパターンの二つ目は、相手が自分のルールや基準に合致しているということだ。

この場合、パートナーに対する真の愛情や愛着があるわけでない。本当に愛しているのは、自分の理想であって、現実の存在ではない。したがって、パートナーから期待はずれの側面を見せられると、熱が醒《さ》めるのを通り越して、拒否感や嫌悪感さえ抱くようになってしまう。

回避型の人は、パートナーのある一面、ある部分だけを愛しているにすぎない。それが、学歴やステータスという場合もあるだろうし、体の部分的な美しさや特徴である場合もある。横顔が、かつて愛した存在に似ているという、ただそれだけということもある。そんな特性が、持続的な愛情を支えるには、頼りなく、移ろいやすいものであることは否めない。自分をまるごと愛してもらえると思いこんだパートナーこそ、悲劇である。

キルケゴールの場合

実存主義の哲学者として知られるセーレン・キルケゴールの恋愛もまた、回避型の人物特有のものであった。

キルケゴールは一八一三年、デンマークの首都コペンハーゲンに、裕福な商人の末子として生まれた。父親は五十六歳、母親も四十四歳という高齢での誕生だった。

父親は敬虔《けいけん》で厳格な人物であったが、キルケゴールが物心ついたとき、すでに老人であった。母親は、キルケゴール家に家政婦として身を寄せていた女性で、父親は先妻が病死して一年経つか経たないかのうちに、この女性と再婚した。平たく言えば、父親は家政婦に手をつけ、みごもらせてしまったのである。

後にキルケゴールが青年になったとき、急に生活が荒れ始めるのだが、そのきっかけとなったのが、両親の結婚についての秘密を知ったこととされている。父親を尊敬していたキルケゴールにとって、父親がそのような罪を働き、それが自分たちきょうだいの出生に関わっていたということは、自分のアイデンティティをも脅かしかねない、とてもショッキングなことだったのである。

幼年時代のキルケゴールは、虚弱で、しかも末子だったこともあり、過保護に育った。幼いところから友だちには馴染まず、相手の欠点をずけずけとあげつらったり、小賢《こざか》しくふるまうところもあったので、同年代の子どもからは好かれず、孤立しがちだった。自己顕示欲と自己愛が強く、自分の優越をひけらかすような傾向がみられるのは、過保護に育った子ども特有の、未熟な自己愛性とも解せるし、少々発達上の課題を抱えていたのかもしれない。

それでも、ギムナジウム（中高一貫教育の進学校）からコペンハーゲン大学に入学したころまで、キルケゴールの人生は、明るいものだった。だが、折からキルケゴール家に悲運が続き始める。姉や兄が次々と亡くなり、二十一歳の夏には母まで喪《うしな》ってしまったのだ。家族で残されたのは、父親と兄が一人だけだった。

両親の結婚の秘密を知ったのは、二十二歳のときだった。父親から聞かされ、彼自身「大地震」と呼ぶほどの衝撃を受ける。それから父親に反発し、無軌道な生活と遊蕩《ゆうとう》に耽《ふけ》り始める。遅い反抗期が始まったとも言えるだろう。

しかし、経済的には父親に依存したままで、飲み屋や娼家《しょうか》通いでできた借金も、父に尻ぬぐいしてもらうしかなかった。二十四歳で実家を離れ、一人暮らしを始めたが、そのときも、生活費は父親から仕送りしてもらっていた。定職にも就かず、父親の脛《すね》をかじりながら無気力に暮らしていたのである。

そんなとき、キルケゴールは訪れた知人宅で、運命の女性レギーネ・オールセンと出会う。レギーネは、まだ十四歳の少女だったが、キルケゴールはたちまち恋に落ちたのである。

これが転機となった。キルケゴールは父親と和解し、放蕩生活から足を洗うと、学業に身を入れ出したのである。父親が翌年他界したが、彼のもとには、一生生活に困らないだけの財産が遺《のこ》された。

二年後、キルケゴールは神学科の卒業試験に合格し、その余勢で、レギーネに求婚し、承諾を得ることができた。キルケゴール二十七歳。まさに、彼の人生は最高潮にあったと言えるだろう。

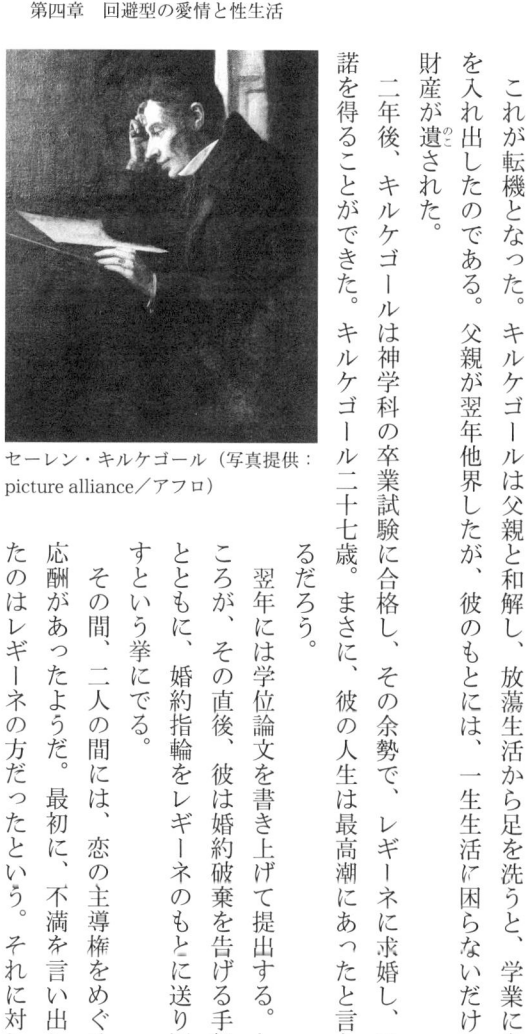

セーレン・キルケゴール（写真提供：picture alliance／アフロ）

翌年には学位論文を書き上げて提出する。ところが、その直後、彼は婚約破棄を告げる手紙とともに、婚約指輪をレギーネのもとに送り返すという挙にでる。

その間、二人の間には、恋の主導権をめぐる応酬があったようだ。最初に、不満を言い出したのはレギーネの方だったという。それに対して、キルケゴールは宥《なだ》め役に回り、どうにか事なきを得た。しかししだいに形成が逆転、レギーネの方がキルケゴールに精神的に依存し、尽くすという格好になってきた。キルケゴールは負担を感じるようになり、婚約したことを後悔し始めたのである。

キルケゴールの行為に対して、レギーネは泣いてすがったが、彼の気持ちは冷める一方だった。レギーネの父親やコペンハーゲンの社交界は、キルケゴールの理不尽なふるまいに激怒し、嫌気がさしたキルケゴールは、逃げるようにベルリンへ旅立ってしまう。

キルケゴールが、ベルリン滞在中に書き上げたのが『あれか、これか』である。この書は、レギーネとの関係をふりかえることで、自分の心の中で何が起きたかを自分に納得させるとともに、レギーネにも理解してもらうことを意図していた。その中の一章「誘惑者の日記」は、レギーネと交際中のキルケゴールの心の動きをそのまま反映したものであった。その中で主人公は、お互いの自由を守り、愛を永遠のものにするために婚約破棄に踏みきる。

この書は匿名で出版されたが、キルケゴールが作者であることが暴露されると、たちまちコペンハーゲンの読書界は、このスキャンダラスな青年の理解しがたい告白に飛びついた。婚約を一方的に破棄した上に、匿名とはいえ、相手を捨てた心境を綴《つづ》って、これを大々的に出版するという感覚は、およそ非常識であり、逆に言えば非常に現代的である。昨今の芸能人の暴露本に通じるものがあるだろう。

出版からほどなく、キルケゴールはたまたま教会でレギーネと鉢合《はちあ》わせをする。二人は会釈しただけだったが、彼は、レギーネの眼差《まなざ》しに「許しの頷《うなず》き」を見たという。実におめでたい話だが、そのとき、彼の胸中には、レギーネとの復縁の希望が芽生え始めていた。

キルケゴールは再びベルリンに旅立ち、愛のやり直しをテーマとした著作『反復』の原稿を完成させた。そして実生活においても、もう一度レギーネとやり直すつもりでコペンハーゲンに戻ってきたのだ。しかし、キルケゴールを待っていたのは、レギーネが他の人物と婚約したという事実であった。以前から変わらずに自分に思いを寄せていた男性を、改めて婚約者に選んだのである。キルケゴールの独り相撲だったと言える。

キルケゴールがいかに長大で、手の込んだ、哲学的弁明をしたところで、精神医学的に見れば、彼は、一人の女性との愛という煩わしい現実に囚われるのを嫌い、そこから逃げたにすぎない。彼が愛していたのは、自分の理想像であって、レギーネという現実の女性ではなかった。キルケゴールは、そのことに薄々感づいており、結婚したりすれば、レギーネとの愛情が、あまりにも無惨で色あせたものに変わり果てることを予見せずにはいられなかった。

その事態を避け、レギーネへの観念的な愛を守るためにできることは、現実のレギーネとの愛を諦《あきら》めることだった。

こうした心理は、回避型の人には、しばしばみられる。愛するがゆえに、猥雑で生臭い関係に落ちていくことにためらいを覚え、それを忌避してしまうのである。しかし「愛するがゆえに」というのは、きれいごとで、本当のところは、脆《もろ》く脅かされやすい自分の生活を守りたいのである。煩わしく、どろどろとした現実の生活にはまりこんでいくことに、繊細すぎるこのタイプの人の感性は耐えられないのである。

偶像化され、固定化された愛

回避型の人は、愛情を求められれば求められるほど、依存されればされるほど、うっとうしく重荷に感じてしまう。愛し合っていれば愛情や思いやりを求めるのが当然と考える人からすれば、この反応はまるで解しがたい。「優しくして」と甘えることが、なぜ相手の怒りをかうのか、まったく理解できないだろう。

レギーネがキルケゴールにすがろうとすればするほど、彼は冷酷なまでにレギーネを拒絶した。二人の間に横たわっていた溝は、回避型の人と不安型の人との間に横たわる、避けがたい隔たりと言うこともできるだろう。それゆえレギーネが、自分に変わらぬ思いを寄せてくれる別の男性と婚約したことは、ごく自然な選択であった。

キルケゴールがレギーネとの愛の反復にこだわり、そのことを一つの哲学として結晶化しようとした点にも、回避型の人の特徴がにじみ出ている。回避型の人にとって、愛すべきものは、磁気媒体に固定された一篇のアニメやドラマのように、何度も繰り返し味わえるような存在であってほしい。それは、現実の時間や空間を超えた永遠の記憶であり、普遍の存在であるべきなのだ。

だから、現実の相手が何を感じ、何を思っているかということは二の次になる。状況によって気持ちが変わるということが受け入れられず、一度発せられた言葉は、永久にそのままとどまり続けるべきだと考える。とうに愛想をつかされているとは気づかずに、相手に同じ愛を期待し続けるのである。

回避型にとっての幸福な結婚とは

回避型の人が結婚するパターンの三つ目は、恐らくもっとも幸運な結婚の形であろう。

回避型の人にとって長続きしやすい関係は、仕事や趣味、芸事、スポーツなど、ある特定の領域の興味や関心を共有する仲間と、その部分でだけつきあうというものである。結婚においても、この原則は基本的に変わらない。夫婦だからといって、全面的に縛られ、すべてを頼られることは苦しさを生む。

この場合も、回避型の人が本当に愛しているのは、自分の関心や興味なのだが、パートナーとそれを共有することによって、相手への共感や敬意が育まれ、さらに長い関わりの中で愛着が培《つちか》われ、幸福な関係が続くことになりやすい。

ある研究者の夫婦は、おしどり夫婦として仲間内にも知られている。だが、いつもいっしょの時間を過ごしているというわけではない。二人とも研究者なので、毎日遅くまで研究に追われている。それぞれ研究のペースも違うので、帰宅する時間もバラバラだ。いっしょに食事をするのは、休日だけ。その休日も、しばしば学会や出張で消えてしまう。

夫だけが留学し、二年間別々に暮らした時期もあった。だが、そのことに、二人とも何の躊躇《ちゅうちょ》もなかった。研究のため、当たり前のことであった。

いっしょにいる時間が少なくても、二人の関係が揺らぐことがないのは、趣味や関心が共通していることが与っていた。夫はバイオリンを弾き、妻はフルートを奏でる。どちらも、セミプロ級の腕前で、月に一回くらい、いっしょに演奏をする。

共通する趣味があり、そこで結びついてさえいれば、互いに満足している。それ以外にべタベタしたいとも思わない。そもそも研究に忙しいので、そんな暇もない。子どもをつくる予定も余裕もない。別に必要だとも思わないし、今の生活が乱されることの方を警戒している。二人は、その点でも意見が一致しているので、何の摩擦《まさつ》もない。

しかし、たいていの場合、こんなふうにはうまくはいかない。多いのは、不安型の妻が回避型の夫に親密な関係を求めたり、子育てをいっしょにしてほしいと願うパターンである。夫にすれば、子どもができると、妻の関心が子どもに移ることで解放される一方、子育てへの協力を要求され、負担が増す面もある。いずれにしろ、妻は夫にもっと思いやりや協力を期待するが、夫はそれに無頓着である。妻がヒステリーを起こすと、渋々協力しようとするが、長続きはしない。また、妻が話をしても夫は上の空で、それを妻は腹立たしく思う。妻の不満が積もり積もって、ときどき爆発するということを繰り返すのがふつうだ。

夫は、しだいに妻から失望と軽蔑の目を向けられるようになり、いくら家計の面で貢献していても、家庭では大して評価されないという立場におかれる。妻は何かにつけ夫を非難し、夫はびくびくして、妻の顔色をうかがう。これでは、回避型の愛着スタイルが夫婦生活によって安定型に変わるどころか、恐れ・回避型という、より不安定な愛着スタイルに変わりかねない。そうなると、夫は情緒不安定になって、感情的な反応や攻撃的な反応を引き起こしやすくなる。

それなりにバランスがとれていたと思われていた夫婦関係が、ある時期を境に、口を開くといがみ合うような関係に変わっていく。いったんそうなると、互いがよほど自覚して修正に向けて努力しない限り、関係はどんどん悪化していく。

では、そうならないよう関係を維持していくためには、どうすればいいのだろうか。

安定した関係が長く続くカップルの場合、どちらか一方が相手のサポート役・引き立て役に回ることで、バランスをとっていることが多い。いずれにしろ、サポート役に回る方が、安定した愛着スタイルをもち、余分に自己犠牲を強いられることが多い。

しかし、なかには、不安型の愛着スタイルがうまく活かされる場合もある。

不安型の妻は、家族の世話に熱中する傾向がある。これは強迫的世話と呼ばれるが、回避的で自己愛の強い夫との生活において、世話をする役目を一身に引き受けることで、バランスが保たれる。逆に、不安型の夫が、情緒不安定な妻を支えるといった組み合わせも、よく見かけるものだ。この場合も、夫の強迫的な義務感がうまいぐあいに作用する。

いずれの場合も、自分が主人公になるよりもサポート役に回ることに生きがいを感じるタイプの人と、世話や関心を人一倍必要としているタイプの人の組み合わせがいいようだ。このパターンは、回避型の人にとって、もう一つの最良な結婚の形と言えるだろう。

マイナス面ともなる愛着パターンも、パートナーとの組み合わせしだいで、互いのニーズを満たし合い、夫婦生活に安定をもたらすことができるのである。

第五章　回避型の職業生活と人生

職業生活でも、対人関係が課題

大きな企業が、役員候補を選ぶ場合に通常行なわれるのは、社員だけでなく、取引先や顧客からも広くヒアリングを行ない、その人の評判を聞きとるという作業である。会社のリーダーとしてふさわしいかどうかは、客観的な指標に基づいて判断されるよりも、多くの人の主観的な意見を集めることによって、まず試されるのである。

それは、好感度テストの方法とも似ている。好感度テストは、互いを身近に知る人どうしを集めて、それぞれのメンバーについて、好ましく思うかどうかを採点してもらい、それを集計する方法で行なわれる。いわば人気投票であるが、この場合の好感度は、単に印象が良いかどうかというものではない。なぜなら、初対面の人に対して行なうのではなく、お互いに関わりがある集団を対象に行なわれるからである。面白いことに、好感度テストによって上位の結果を得た人は、その後ビジネスで成功する確率が高いという。

いずれの方法も、愛着という観点でみれば、愛着の安定した人を選ぶ操作だとも言える。愛着スタイルが安定した人は、身近な人と信頼関係を結びやすいだけでなく、周囲からも良い印象をもたれやすい。そうした事実からしても、社会的成功にも有利だということは容易に推測される。実際に行なわれた調査でも、愛着スタイルが安定した人は、仕事の満足度や社会的地位が高い傾向があり、また仕事に感情的な問題や対人関係の問題をもちこまない傾向もみられる。安定した愛着スタイルは、ビジネスにおいても、成功を後押ししてくれるのである。

仕事と割りきる働き方

それに対して、不安型の人は、仕事に絶えず不安定な愛着の問題がもちこまれる。仕事の問題がそれ自体に留まらず、相手に認められるか、気に入られるかという人間関係の問題に置き換わってしまうのである。それゆえ過剰に傷ついたり、気疲れしたり、些細な叱責や注意も、自分の価値を否定されたように受け止めやすく、仕事が長続きしない原因となる。

他方、回避型の人は、仕事は仕事と割りきる傾向が強いので、仕事に対人関係や情緒的な問題がもちこまれるということは少ない。そのため、仕事はできるが、関わりが表面的なため人望という点では難がある。人のためになるとか、人に喜んでもらうということは、このタイプの人にとって、あまりモチベーションにならない。

回避型の人は、ボランティア活動などの愛他的行動に従事することが少ないことも報告されている。ボランティア活動を行なう場合にも、売名行為や社会的な評判を得るといった利己的な意図によるという。

打算的に行動するという点が、今日の競争的な資本主義に支配された職場には適している面もある。適度な社交的手腕やマキャベリー的な権謀術数《けんぼうじゅつすう》を備えている場合には、他人を利用することで業績を上げ、出世街道を駈け上ることもある。共感的な愛着や情緒的な対人関係能力を身につける代わりに、狡猾《こうかつ》で打算的な人心操作の技術を発達させているのだ。

だが、回避型の多くは、そうした傾向とも無縁で、孤独に自分の世界にこもることに安らぎと満足を見出す。仕事をする上で、チームワークや協力や配慮といったことが必要になると、それらは不快な雑事としか思えないので、たちまち意欲をそがれる。自分のペースで、仕事だけに没頭できることが理想なのである。

そのため、仕事に熱中し、われを忘れて取り組むことも多い。しかし、熱中するあまり、周囲との関係に気を配ることが疎かになり、いつのまにか職場で孤立していたということにもなりかねない。

傷ついた心より問題解決

アメリカの精神分析家ローゼンツヴァイクが開発したPFスタディ（Picture Frustration Study：絵画欲求不満検査）という検査がある。臨床場面でもよく使われる検査の一つで、欲求不満を起こすような場面を絵で示して、相手の言葉にどう答えるかを考えてもらうものである。

この検査では、被験者の回答を、アグレッションの方向とタイプという二つの観点から分析する。この場合のアグレッションとは、いわゆる攻撃だけでなく、自己主張のようなものも含める広い概念である。アグレッションが、他者に向かうのか、自分に向かうのか、誰にも向かわないのかによって、他罰、自責、無責に分け、また、アグレッションのタイプによって、障害優位、自我防衛、要求固執の各反応に分ける。

障害優位反応とは、生じた問題に対して明確な対処ができず、困惑したり、逡巡《しゅんじゅん》したり、時間稼ぎをしている反応である。

自我防衛反応とは、傷つけられたことや傷つけてしまったことに対する感情反応であり、他罰に向かうときは、非難や怒りの反応としてあらわれ、自責に向かうときは、謝罪や反省の言葉となり、誰にも向かわないときは、諦めや悟りの言葉となる。

要求固執反応とは、生じた被害の弁済や問題の解決に関心を向ける反応で、他罰に向かうと、弁済や解決の要求となり、自責に向かうと、弁済や解決の提案や約束となり、無責の場合は、中立的に問題解決を図ろうとする言葉となる。

回避型の人にこの検査をやってもらうと、要求固執反応が多くなり、なかでも、無責反応の割合が高くなる。研究者などでも、その傾向が強く、通常の二倍くらいの割合に達する。

一方、自我防衛反応は少なく、相手を責めようとする他罰反応も、自分が反省や謝罪を述べる自責反応も乏しい傾向がみられる。感情抜きに客観的に問題解決しようとするわけである。

こうした反応は、一見とても合理的にみえるが、現実においては、必ずしも有効に機能するとは限らない。

多くの人は、問題自体よりも、それによって傷ついた相手の心の方を優先する。そこを素通りされて、いきなりクールに問題解決の話に進められると、相手は「気持ちの問題はどうしてくれるんだ」ということになってしまう。

また、本来なら、怒っていい場面でもその気持ちを明らかにせぬまま、淡々と問題解決の段階に進んでいけば、相手との駆け引きで損をする場合がある。対人関係においても、怒らない、攻撃してこないということで見くびられてしまい、不当な攻撃を受ける場合もある。

気がついたら孤立

情緒的な部分で反応が乏しい傾向は、集団の中での孤立につながりかねない。これは、回避型の人が陥りやすい職場における第一の困難でもある。

仕事においては努力し、赫々《かっかく》たる業績を上げている場合でも、周囲とのコミュニケーションや配慮を怠りがちなので、陰口をたたかれたり、好感度が低かったりなどで、実力以下の評価しか受けないということも、しばしばである。回避型の人の能力を、中身できっちり評価する上司の存在がなければ、早晩職場内で孤立し、仕事でも行きづまってしまいやすい。

離婚し自由の身になった山頭火は、一ツ橋図書館に定職を得て、彼の人生においては例外的とも言える二年余りの時間を過ごす。最初は臨時雇いだったが、山頭火の几帳面《きちょうめん》な性格を上司である館長が評価してくれて、本採用に推薦してくれたのだ。酒癖の悪いところはあったが、館長の理解から、そこも大目に見てもらい、山頭火は水を得た魚のように本に親しむことができた。

しかし、そんな平穏な日々もやがて狂い始める。きっかけは、館が転勤になり、新しい館長と反りが合わなかったことである。山頭火は不眠やうつに悩むようになり、それを紛らわそうと大酒して、いっそう仕事にならなくなった。そして、とうとう神経衰弱を理由に辞職するに至る。

このように回避型の人は、安全基地に進んでなってくれる理解者がいれば、仕事を続けることもできるが、自分で安全基地を見出し、作っていくような器用さはもち合わせていないのである。

回避型の人が職場で直面するもう一つの困難は、仕事以外の〝雑事〟に関わる部分で起きる。技術的な能力や仕事自体の能力は高いのに、仕事のお膳立《ぜんだ》てをする部分、つまり準備や管理のところでつまずいてしまうのだ。ことに、事務処理能力や管理能力に難がある場合には、そうした問題が起きやすくなる。

ある四十代の男性は、非常に高度な金属加工の専門技能をもっていた。しかし、リストラによる人員削減で、材料の調達や管理までやらなければならなくなった。技術的な仕事では一流の腕をもっていても、取引先に電話をかけて注文をしたり、必要な材料の在庫管理をすることは不慣れであった。そうした余分な雑事がストレスになっただけでなく、そちらに気をとられて、以前のように技術的な仕事にも集中できなくなってしまった。その結果、考えられないようなミスが増え、ついには、機械の操作ミスで大けがまで負ってしまった。

それまでも社内で孤立していたが、仕事ができるということで大目に見られていた。しかしミスや事故が相次いだことで、社内での評価も下がり、いよいよ苦しい立場に追いこまれてしまったのである。

冷静さと専門性が強み

このタイプの人は、人間関係で得点を稼いで自分の評価を上げ、生き延びるという戦略が使えない。仕事で成功するために頼れるのは、自分の専門的な技能や実力でしかない。

それゆえ、回避型の成功者は、人並み以上に仕事に厳しく、高い技術や実力を身につけた人だと言える。誰にも何も言わせないだけの技能や知識、能力を示すことでしか、自分を受け入れてもらい、認めさせる方法がないことをよく知っているので、妥協せずに腕を磨いてきた人が多い。

適当に人間関係で誤魔化《ごまか》し、大目に見てもらった人とは違って、仕事の中身は本物である。できるかできないか、そのどちらかしかないということが徹底していて、結果に対してもシビアな目を向ける。あいまいな言い方には納得しない。実績を明確にするために、数字にこだわるという面もある。主観的な評価よりも、答えがはっきりしている数字の方を信用するのである。

こうした特性は、実績と数字で動いていく資本主義的な経営にはマッチしていると言える。情実や縁故に流されない回避型の冷徹な仕事ぶりは、今日のビジネス感覚に沿ったものである。その意味で、完全な回避型とはいかなくても、ある程度、回避型の要素をもった人の方が、管理職や経営者として有利な面がある。

このように、このタイプの人が仕事で成功する上でカギになることの一つは、十分な専門的技能を身につけ、このことに関しては誰にも引けをとらないという領域をもつことだと言える。そして、もう一つは、感情に惑わされず、冷静で客観的に物事をみる特性を活かした働き方をすることである。

逆にもっとも不幸な働き方は、自分の専門領域や本当にやりたいことがあいまいなまま、会社や周囲の都合に流され、苦手な領域や雑多な仕事に神経をすり減らし消耗することである。

弱音を吐くより、静かに身を引く

回避型の人が責任ある地位に就いたり、逃れられない負担がかかってきたとき、試練が訪れる。今日、技術的な職場などでは、回避型の人の割合が高くなっているが、そういう人も、中堅になると、責任が増し、管理職に昇進させられたりする。

回避型の人は、愚痴や不満も言わずに黙々と仕事に励み、任せられた仕事はきっちりこなすということが多いので、もっと負担を増やしてもなんとかやりこなしてくれるだろうとか、管理的な仕事もこなせるだろうと、上が勘違いしてしまうところもある。実はそれまで、ぎりぎり一杯のところを、頑張って耐えていたにすぎないのだが、それを、まだ余裕があると誤解されてしまうのだ。

到底こなしきれない量の仕事を背負わされ、それでも弱音を吐くこともできず、歯を食いしばってしまう。しかし、いくら気持ちで乗り切ろうとしても限界がある。体の方が先に悲鳴を上げる。朝がつらくなり、頭痛や胃の痛みに悩まされるようになる。それでも、無理をし続けると、ついには、糸が切れたように動けなくなる。頭も体も動かなくなる。うつである。

こうしたことが起きやすいのは、真面目で責任感が強い、強迫性パーソナリティの傾向と、回避型の愛着スタイルが重なっている場合である。真面目だが、あまり自己主張が上手でないという人には、そうしたタイプの人が多い。

このタイプの人では、そこまで追いつめられていても、「仕事を減らしてください」とか「自分には無理です」ということが言えない。それでは会社や周りに迷惑がかかると、相手の都合ばかりを考えてしまう。期待に応えられない自分がダメなのだと思い、そんな自分がいなくなればいいのだと思う。弱音を吐くくらいなら、逃げ出したいと思ってしまう。負担を減らしてもらうとか、休養させてもらうと言うくらいなら、自分が死んでいなくなった方がいいとさえ考えてしまう。

本音を言えないという回避型の特性が、義務感の強さという特性と結びついたとき、どんどんその人を追いつめてしまうのである。

自分の人生に対する無関心

回避型の人の行動における特徴の一つに、無気力・無関心・投げやりさがある。自分のことなのに、どこか他人事のように、空々しい態度をとったり、どうでもいいという投げやりな姿勢をみせる。生きようとする根本的な意欲をもてないので、目先の快不快や興味に、その場しのぎの救いを求めようとする。そうした特徴は、回避型の権化とも言えるエリック・ホッファーの前半生にも色濃くにじんでいる。

父親が亡くなったとき、エリック・ホッファーは十八歳だったが、長く失明状態にあったため、学校での教育をまったく受けていなかった。

父親の葬儀が終わり、エリックの手もとには、家具職人の組合が渡してくれた三百ドルだけが残った。彼はそれをもって、生まれ育ったニューヨークのブロンクスから、暖かいカリフォルニアへ向かったのだ。

三百ドルを使い果たすまでに彼がしたことは、部屋を借りて、毎日好きな本を読んで暮らすことだった。ついに有り金が尽き、売るものもなくなると飢えが襲ってきた。そうなっても、彼には仕事を探すという考えが浮かばなかった。ある晩、とうとう空腹に耐えかねて、レストランに入り、皿洗いを申し出た。代わりに食事をさせてもらうのである。それが、エリックが対価を得て働いた最初だった。

いよいよ切羽《せっぱ》つまるまで、自分の腹を満たすことにさえ無頓着というのは、回避型の人に、ときどきみられる傾向である。感じないでいることで、自分を守ってきたのである。

「仕事を探すには、職業紹介所に行けばいい」とエリックに教えてくれたのは、そのレストランの男だった。エリックはその言葉に従い、貧民街にある無料職業紹介所で、芝刈りなど日雇いの仕事を紹介してもらうようになる。エリックは、再び好きな読書や勉強をして、日々を過ごすようになる。彼には自分の将来に対して、何の計画も目的もなかった。ただ、その日を安楽に過ごせればよかったのである。

だが、時代の波は、そんなエリックのささやかな幸せさえも脅かす。大恐慌が起き、急に仕事がなくなったのである。追いつめられたエリックは、それまで気が進まなかったオレンジ売りの仕事を始めた。客にお世辞を並べ、作り話をして、オレンジを売りさばいたのである。

ところが、潔癖な性格が、そこで邪魔をする。

「遅い昼食をとろうと腰をかけ、稼いだ金を数えているうちに、しだいに深い疑念に囚われ始めた。それは今まで感じたことのなかったもの――恥辱だった。平気で嘘をつき、お世辞を言い、たぶん何でもしたにちがいない自分に愕然とした。」(『エリック・ホッファー自伝』)

結局エリックは、オレンジ売りの仕事を辞めてしまう。

だが、妥協しなかったことが、彼に新たな出会いをもたらす。あるとき、シャンピーロというユダヤ人の倉庫業者と知り合い、エリックはそこで働くことになった。初めて定職に就くことができたのだ。

教養ある読書家でもあったシャンピーロは、エリックとの会話から知的刺激を受けるのを喜び、エリックの方もまたユダヤ人に対する関心をふくらませていった。

だが、安定した二年間は、突然幕を閉じる。シャンピーロが肺炎で亡くなったのだ。この事実は、幸福になりかけると、それが奪われるという運命を、改めてエリックに思い知らせるかのようだった。

二年間定職に就いたおかげで、エリックには、少しばかり貯えができていた。彼は、再び職を求めることはせず、貯えが尽きるまでの間、好きな本を読んで暮らすことを選ぶ。

だが、金はしだいに減っていく。そのときエリックをとらえた感情は、無意味さと徒労感だった。

「歩き、食べ、読み、勉強し、ノートをとるという毎日が、何週間も続いた。残りの人生をずっとこうして過ごすこともできただろう。しかし、金が尽きたらまた仕事に戻らなければならないし、それが死ぬまで毎日続くかと思うと、私を幻滅させた。今年の終わりに死のうが、十年後に死のうが、いったい何が違うというのか」（同前）

そんな彼を、しだいにとらえたのは、自殺という考えだった。

この日に死のうと決めた当日、エリックは、誰にも見つからない町はずれまで歩いた。不思議と、心は穏やかだった。エリックは、青い海まで続く道を思い浮かべた。そして、「この通りに終わりがなければ……疲れもせず、悩みも不満もなく、このままずっと歩いていければいいのに」という気持ちを覚えた。それは、エリックの中にあった、生きたいという気持ちの兆しでもあった。

だが、エリックは予定通り、あらかじめ手に入れてあったシュウ酸を飲む。

しかし、口中に百万本の針が刺さってくるような痛みを感じ、思わず吐き出してしまった。自殺は失敗に終わったのである。

それから、必死に町まで戻ると、空腹を感じたエリックは、食事をした。彼は、生きることを選んだのだ。

面倒くさがり屋と現状維持

回避型の行動における特性のもう一つは、「面倒くさがり」だということだ。興味のあること以外に時間やエネルギーを使うのを極力避けるのである。

それは、多少時間やエネルギーの無駄でも、人との交流や経験を増やすという〝投資〟を行ない、そこから情報や支えといった〝利益〟を得る「拡大再生産的な経済学」ではなく、「投資」を避け、「利益」も得られないが、同時にリスクもない「回避型の経済学」とでも言うべきものである。そこには、「現状維持が一番安全」というリスク回避の思想がある。

また回避型の無気力な傾向も、面倒を避けるという傾向に拍車をかけている。無気力とは、言い換えれば、エネルギーが乏しいということである。無駄なエネルギーを使えば、乏しいエネルギーがさらに減ってしまうことになる。

現状を変化させるには、大きなエネルギーが必要である。しかし回避型の人は、エネルギーが乏しいので、現状に少々問題があっても、自分が心から望んだ状況でなくとも、それを変えようとはしない。現状に耐えた方がましだと思うのである。

だが、心のエネルギーは、物理的なエネルギーと違って、使えば減るというものではない。ほどよく使うことによって、さらに生み出されるものである。回避型の人の場合、外からの刺激が不足していることが、エネルギーの枯渇を招いている面もある。心のエネルギーとは、心の外と内との交互作用によって生み出されるものだからである。

回避型の人に心のエネルギーが乏しいのは、幼いころから安全基地をもたず、安心して探索行動をとることができなかったためである。大人になってもなお探索行動を避け、外界からの刺激を減らし続けたのでは、過去の轍《てつ》を踏むばかりで、心のエネルギーを増すことには、まったくつながらない。リスクを避け、現状維持をよしとするだけでは、心のエネルギーは、ますます弱々しいものになってしまうのである。

失敗に対する恐れ

そうした回避型の心のエネルギーの乏しさと、しばしば結びついているのが、失敗に対する過剰な恐れである。

回避型の人は、目的に向かって奮闘努力することに消極的である。目的の実現を、早々に諦めてしまう傾向もある。途中で困難や障害に出くわすと、いっそう諦めが早くなる。失敗したときに受ける心的ダメージを恐れてしまうからだ。失敗して傷つくくらいなら、チャレンジや努力をしないでおこうと思う。少しでも失敗する恐れを感じると、自動的にチャレンジを避けようとする。そして、実力以下の、退屈な選択肢に甘んじてしまう。

回避型の中でも回避性パーソナリティの傾向がある人は、「自分は何をやってもどうせ失敗する」という思いこみに囚われがちである。その思いこみは、否定的な認知の歪《ゆが》みと結びついている。実際には、成功体験であっても、その中のダメな部分だけに注意を向け、やはり失敗だったと断じてしまう。


ある男性は、長期間ひきこもった末に、四十歳になったときに奮起して、働き始めた。半年ほど働いたが、対人関係がしんどくなり、結局辞めてしまった。そのことを、彼は「やはり失敗してしまった。自分はダメな人間だということが、改めてわかった」と否定的に述べた。「奮起してやろうとしても、結局、失敗してしまう。また何かやっても、どうせ失敗してしまうという気持ちになる」と。

長期間のひきこもりの後に、半年間仕事が続いたということは、むしろ高く評価されるべきことである。しかし、続かなかったことだけを取り出して、「失敗だった」と受け止めてしまうのだ。

こうした否定的な見方は、親から刷りこまれたものであることが多い。実際、このタイプの人のほとんどが、「親からあまり褒められたことがない」と語る。このタイプの人の親は、強迫的に自分の基準をわが子に当てはめ、できていないところばかりをあら探しし、注意や指導をしてきたということが多い。

このように減点法で育てられると、子どもは主体的で積極的な行動を控えるようになる。言われたことだけをするのが一番安全だからだ。余計なことをすれば、また失敗したり、注意される機会が増えるだけである。

チャンスから逃げ出してしまう

回避型の人にとっては、出世や成功のチャンスさえも、責任や負担が増える気の重いことと感じられる。褒められたり期待をかけられることがプレッシャーとなり、みんなが自分の無能さに気づいて失望する前に、逃げ出したいと思ってしまうのである。

自殺に失敗したエリックは、その後、放浪しながら農園の季節労働者や砂金採取の仕事をして糊口《ここう》をしのいだ。ただ、その間も、エリックは独学で勉強を続けていた。その当時、彼の興味を惹きつけていたのは植物学だった。彼は一冊の植物学の教科書を繰り返し読んだ。

そんな彼に思いがけないチャンスが訪れる。

冬場になって、カリフォルニア大学のバークレー校で、給仕のアルバイトをしていたとき、一人の教授と知り合ったのだ。教授はドイツ語の文献が読みこなせなくて困っていた。家政婦のマーサから習ったおかげで、ドイツ語を読むことができたエリックは、教授に翻訳係として使ってもらうことになる。

奇しくも、一帯の農園では、レモンが白化する病気が流行り、教授はその原因を突き止めようと躍起《やっき》になっていた。エリックは、その解決法を思いつき、教授に提案、実際、その方法は成功する。教授は、エリックに研究所のポストを用意しようとしたが、エリックは、それを固辞し、再び放浪の旅に戻ってしまう。

その後もエリックは、目の前にある大きなチャンスを掴もうとせず、自分から身を引いてしまうということを繰り返した。

ある日エリックは、二人連れの女性がバークレーの駅に降り立つのを目にした。彼女たちに話しかけたいという衝動に駆られたエリックは、足早に近づいて声をかけ、荷物を運ぶのを手伝った。二人のうち、背が高く美しい方の女性はヘレンといった。大学院で学ぶためにバークレーにやってきたのだった。

ヘレンはエリックに興味を示す。彼の数奇な人生と、風変わりな生き方に惹かれたのである。やがて二人は親密な関係になる。自然や生命を大切にするという点でも、二人は価値観を共有し、深く理解し合ったのだ。

ヘレンは、エリックが独学で身につけた数学や物理の知識や才能に驚いた。そこで、「いっしょにバークレーの大学院で学ぶべきだ」と提案する。また、その数奇な人生を本に書くべきだとも勧めた。ヘレンは、エリックの才能と独創性を信じていたのだ。

だが、エリックはヘレンの期待をしだいに重荷に感じるようになる。そして、ある日、エリックは何も告げないまま、バークレーから姿をくらましてしまう。

この別離について、エリックは自伝の中で、「決して完全に立ち直ることはなかった」と打ち明けている。ヘレンのことを嫌いになったわけでも、愛していないわけでもなかった。それどころか、ヘレンを愛し、求め続けていたことは明らかだ。だが、エリックは、彼女と別れること以上に、彼女を失望させ、彼女に嫌われ、見捨てられることがつらかったのだ。

エリックは自分に才能があるとは、到底信じられなかった。だから、彼は自分が「偽物」だと見抜かれるのを恐れた。自分が買いかぶられていると思い、化けの皮がはがれてしまうのではないかという不安におびえながら、ヘレンのもとに留まることはできなかったのだ。

こうした心理もまた、回避型の人たちに認められるものである。否定されるのは不快だが、人に褒められたり期待されることもまた居心地が悪い。自分がその期待に応えられなかったらどうしよう、相手を落胆させてしまったらどうしようと考えると、落ち着かない気持ちになるのだ。

相手が明らかに好意を寄せて、自分に接近して来ているときでも、相手の好意や評価に、到底自分はふさわしくない、相手は何か勘違いをしているに違いないと思ってしまう。その根底には、自分のような無価値で、誰からも愛されるに値しない人間が、認められたり求められたりするはずがないという思いこみがある。また本気にして、後でそれが間違いとわかれば、赤恥をかくことになりかねない。そうならないうちに、身を引いた方が無難だということになる。

このように、自分の能力を活かすということにおいても、他人から愛されるということにおいても、自分のことを過小評価して、目の前のチャンスを棒に振ってしまうのである。

エリックが、自分を少しずつ肯定できるようになり、著述という形で自分の主張を表明できるようになったのは、四十代も後半のことである。そう変わった理由の一つには、沖仲仕として仕事をするようになったことで、定住し生活基盤が安定したことがあった。労働者として自己有用感を味わう中で、これまでの読書や思索の成果を、少しずつまとめる作業にとりかかっていったのである。そして、雑誌に投稿した作品に、一人の編集者が特異な才能の輝きを見出し、三年をかけて彼を世に送り出すこととなる。老境に達してからは、一人の女性と愛し合うこともできた。

働かないで生きるのが理想

回避型の人にとっては、働かないで暮らせることが、ある意味、理想である。外で働くよりも、家の中で好きなことをしていた方が、本当は気が和《なご》むのである。生きるためには、そんなことを言っていられないが、心のどこかには、こんな嫌な仕事や生活は放り出して、もっと自由で何の束縛もない暮らしを夢見る気持ちがある。だから隠遁や遁世への願望もある。回避型の人に人気の高い仕事に作家業がある。

社会に出て働くことなく、空想の世界に遊ぶことで作品を書き、原稿料や印税を得る。束縛されることもなく自由である。何よりも働かないで暮らすことができる――そういうイメージが、作家という仕事への憧れを生んできたのだろう。

しかし実際には、よほど人気作家にならない限り、他に職業をもたないと、到底生活が成り立たない。人気作家になったらなったで、毎日相当量の原稿を書かねばならなくなる。連載を抱えていれば、締め切りに追われ、徹夜で書きたくもない原稿を書かざるを得ない。連載をもたず、書き下ろし作品を数年に一作発表するという村上春樹のようなペースの仕事は、彼や、『ハリー・ポッター』シリーズの作者J・K・ローリングにだけ許される贅沢《ぜいたく》なのである。

ローリングは、子どものころから空想好きで、大人になってからも現実の仕事にはあまり馴染めなかった。結婚して娘ができたものの、離婚してシングルマザーとなり、その失意と生活苦からうつ病にかかる。

どうにかうつ病から回復した彼女は、社会に出て働きに出ることよりも、生活保護を受けながら、以前から書きためていた『ハリー・ポッター』を完成させる道の方を選ぶ。それが、やがて途方もない成功へとつながっていくのである。

ローリングが無理をして働きに出る道を選んでいれば、たとえそれで生活できていたとしても、執筆時間がとれず、作品は完成しないままに終わっていたかもしれない。現実に飛び出すのではなく、自分の世界に回避し続けたことが、彼女に成功をもたらしたのである。

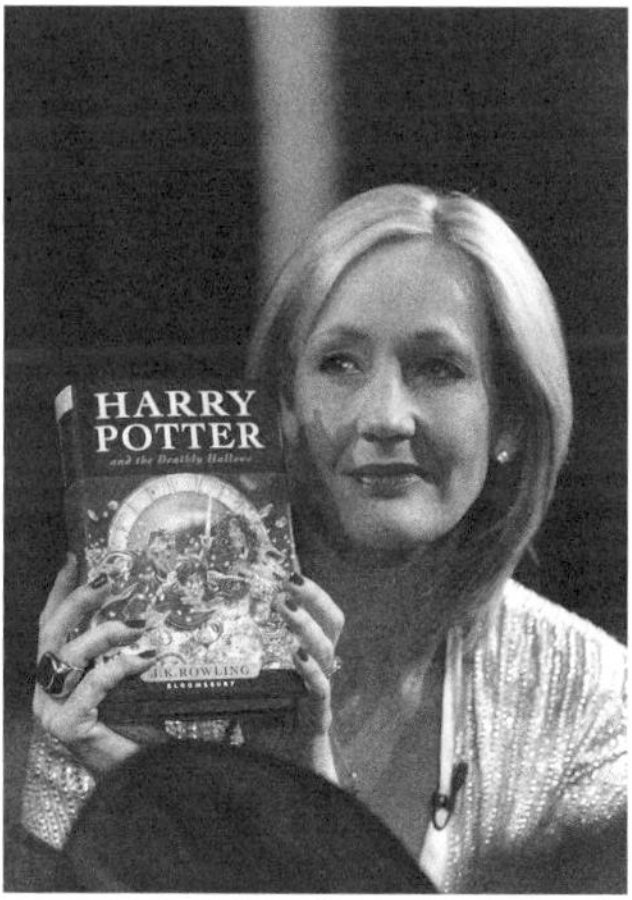

J.K.ローリング（写真提供：ロイター／アフロ）

ローリングが作家としての成功を夢見て、原稿に向かい続けていたとき、その作品が本当に成功するかどうかは無論、出版されるかどうかさえ、まったくの未知数であった。一人の編集者の目に留まっていなければ、その編集者が自分の娘に読ませていなければ、無名のまま消えていく無数のアマチュア作家の一人となっていたかもしれない。だが、結果的に失敗していたとしても、自分の可能性を試すことは、無意味なことではなかっただろう。

可能性を試すこと自体が、回避から一歩踏み出すことである。社会に出ることを回避したとしても、それはもっと大事なものに自分の可能性を賭《か》けているという意味で、回避ではないからだ。それが社会のレールから脱落することであっても、むしろ自分自身の道を見出すことになるだろう。

エリクソンのアイデンティティ探し

アイデンティティ理論で知られる児童分析家のエリク・エリクソンは、自らアイデンティティの危機を経験し、長いモラトリアムの期間を経て、自分自身の道を見出した人であった。

エリクは、デンマーク人の母親とユダヤ系ドイツ人の養父に育てられたが、実の父親については、名前さえ知らずに大きくなった。医師だった養父は、エリクに後を継ぐことを期待したが、学校に馴染めなかったエリクは、成績も冴《さ》えず、養父の期待に応えることはできなかった。

エリクは気難しく、反抗的で、母親とも養父ともしっくりいかず、野心と劣等感が同居した不安定な青年だった。ギムナジウムはどうにか卒業したものの、大学には進まず、そこから長いモラトリアムの時期が始まった。その間、放浪の旅に出たり、芸術学校でデッサンや油絵を習ったりした。青年期のエリクは画家になる夢を抱いていたのだ。イタリアのフィレンツェでも暮らしたが、やがて自分の才能に限界を感じるようになった。

そんな状況に、突破口を開いたのは、友人からの手紙だった。オーストリアのウィーンで家庭教師の仕事をしていた友人は、手紙の中で、自分の後釜にエリクを推薦したと書いていた。エリクは、心の準備も何もまったくないままに、行きづまった暮らしから逃れるべくウィーンにやってくる。

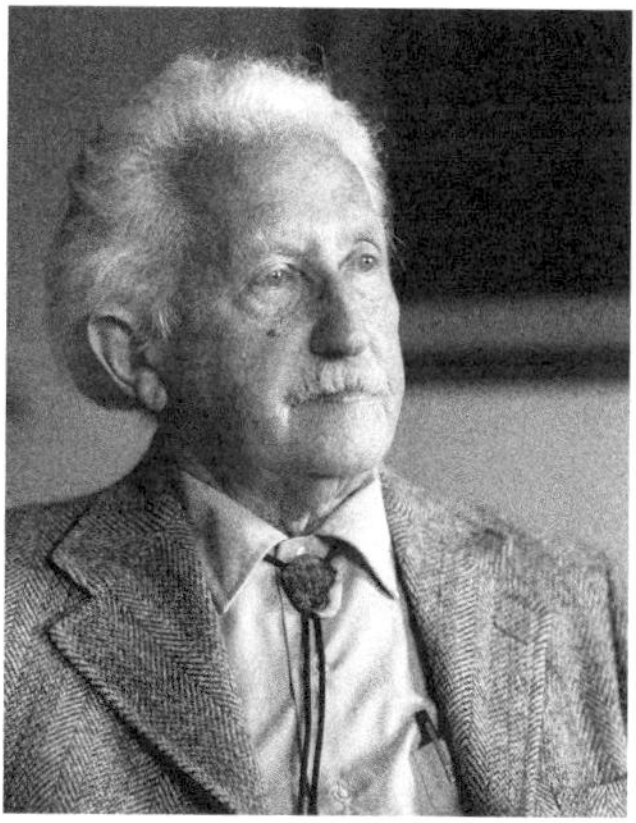
エリク・エリクソン（©Ted Streshinsky/CORBIS/amanaimages）

そこで彼を待っていたのが、フロイトやその娘アンナ・フロイトであった。当時、アンナは、父を助けながら、自らも児童精神分析という領域を切り開こうとしていた。家庭教師の仕事というのは、アンナ・フロイトの分析治療を受けるために、アメリカからやってきていた富豪一家の子どもたちの面倒をみることだったのだ。

エリクは、精神分析にもフロイトにも、まったく予備知識をもっていなかった。しかし、彼には、子どもを扱う天性の能力があった。そのことに気づいたアンナが、彼を児童分析の道へと誘いこんでいった。人生とは、決して自分だけの力で開かれるものではない。

エリクは、子どもたちが遊びの中で、無意識の願望や恐れ、傷ついた気持ちを表現することに注目する。そして、それが、個人を超えた社会的な要素と結びついていることに気づく。こうしたエリクの発見は、言語的な表現や個人の内面にばかり重きをおいてきた精神分析の枠組みを超越するものであった。これも、エリクが既成の学問よりも、造形芸術の世界で道草を食ってきたからこその発見だった。子どもを扱う天性の能力にしても、彼自身が子ども時代の問題を引きずり、子どものような感性を保ち続けていたからこそ、備わっていたものだ。

後にエリクが精神分析家として名を成すことになったのは、一つには彼の高い臨床能力にあった。彼は次々と難しい患者の治療に成功した。それが可能だったのも、彼自身もまたその落とし穴に堕《お》ち、そこから這《は》い上がった経験があったからだ。

井上靖の場合

『敦煌』などの作品で、何度もノーベル文学賞の受賞を期待された作家の井上靖もまた、回避型の愛着スタイルを抱えた人物だった。

両親ではなく、血のつながっていない祖母に育てられた幼年時代の体験は、『あすなろ物語』や『しろばんば』といった名作に描かれているが、井上が、当時としては珍しいモラトリアムの前半生を過ごしたことについては、あまり知られていない。彼は、現代の回避的なライフスタイルを先取りしたような生活を、かなり長く送ったのである。

井上家は、代々伊豆の湯ヶ島で医者を生業《なりわい》としていたが、父親は軍医となったので、家族は共に方々の任地を転々とした。『幼き日のこと』『青春放浪』などによると、井上が生まれたのは、旭川にいるときであったが、一歳になるかならないかのとき、父親に従軍命令が下り、母親と井上は、伊豆の実家に身を寄せることとなった。旭川から伊豆までの旅は、難渋を極め、乳飲み子の井上は泣き通しであったという。

その後、父親が帰還し、親子水入らずの日々に戻ったものの、それも長くは続かなかった。母親が、続けて二人の子を身ごもったのだが、下の一人がお腹にいるとき、音《ね》を上げてしまったのである。悪阻《つわり》で体調もすぐれなかったのだろう。結局、長子の井上が、祖母のもとに預けられることになった。一時《いっとき》のはずだったが、母親は出産しても、井上を迎えに行こうとはしなかった。祖母に懐《なつ》いているのをいいことに、引きとるのを一日延ばしにしたのである。そして、ずるずる一年が経ってしまった。

ようやく迎えに行ってみると、井上は祖母にしがみついて離れようとせず、祖母も、井上を渡すことに抵抗した。母親はすごすごと引き下がり、結局、井上は、祖母が亡くなる小学校六年まで、土蔵の中で祖母と生活を共にすることとなる。

祖母は、実は井上と血のつながりはなかった。曾祖父が生前、妾にしていた女性で、井上の母親を養女にして分家させてもらっていたのである。寄る辺《べ》ない身の上の祖母にとって、一家の長子である井上を手もとにおいておくことは、自分の立場を裏づける錦《にしき》の御旗《みはた》である。それゆえ、一層執着を強めることにもなったのだろう。母親にしても、養母に対する遠慮から強い態度に出られなかったということもあった。

いずれにしろ井上は、何もわからないままに大人の事情に巻きこまれ、母親との愛着を育む機会を失い、代わりに、祖母に溺愛されて育つこととなったのである。

井上は小学校を卒業したら、祖母のもとを離れて、浜松の両親のもとに移ることになっていた。祖母との別れの日が来るのを、重苦しい気持ちで待っている矢先、祖母はジフテリアにかかって、あっけなく逝《い》ってしまう。小学校を卒業する三か月前のことだった。

井上は、悲しみにくれた。両親のもとで暮らす歓びなどなく、ただ祖母を失った悲しさが、彼の胸中に尾を引くこととなった。

浜松に移った井上だが、中学受験に失敗し、両親のもとで一年浪人生活を送る。しかし、両親に対する愛着は薄く、小学校にもう一年通わなければならないという屈辱的な状況もあり、決して楽しい日々ではなかった。中学に入ると、再び下宿をしたり寄宿舎に入ったりして、実の家族との縁薄い人生を歩むことになる。

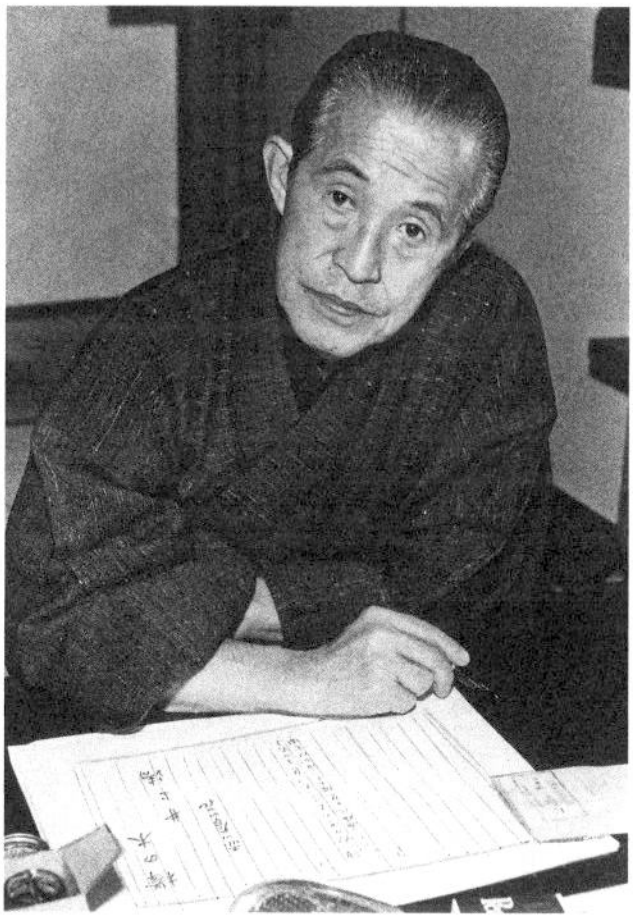
井上靖（写真提供：毎日新聞社／アフロ）

そのころ井上は、器械体操に熱中していたが、やがて柔道に出会う。再び浪人して金沢の四高（現金沢大学教育学部）に進むと、毎日柔道に明け暮れた。青年時代の井上は、人見知りが強く、無口で、打ち解けず、頑固で、反抗的なところがあった。そんな井上にとって、厳しく自分を律する生活は、むしろフィットするものがあったのか。井上に限らず、回避的なスタイルの人は、しばしば禁欲的な自己鍛錬《たんれん》に救いを見出すことがある。

　ところが、そこでも井上は思いもかけない挫折を味わう。

　柔道部の部長だった井上は、厳しすぎる練習から、新入部員が皆無になったという事態を打開するべく、規律を少しだけ緩めるという策をとった。しかし、そのことが伝統を重んじる先輩ＯＢの逆鱗《げきりん》に触れることになった。柔道部の存続のためにとしたことが、誤解されてしまったのだ。井上は責任をとって、柔道部を退部した。

　これに関しては、『私の自己形成史』で触れているだけで、当時を振り返った他の文章には出てこない。高校生活も残りわずかというときに起きたこの事件は、井上の心に深い傷を残したに違いない。

　井上は、医者の家系の出身ということもあり、医者になることを当然期待されていた。そのため、四高では理科（現在の理科系に相当）に進んだ。だが、井上の才能が理科系にないことは明白だった。成績からしても、医学部に進むことは難しくなっていた。井上は、高校時代から文学や詩に目覚め、自分でも創作を始めていた。

　井上は京都帝大で哲学の勉強を志すも、理科にいたことから文科の勉強にはハンディがあり、結局進学できたのは、空きがあった九州帝大の英文科だった。

しかし井上は、九州に行くことさえせず、東京の下宿で好きな本を読み耽って過ごした。そういう暮らしができたのも、両親が当時台北《タイペイ》の任地にいて、自由を許されていたからであった。

ようやく大学三年になろうとしたとき、京都帝大に空きができたことを知り、急遽《きゅうきょ》そこの哲学科に移ることになった。そして、そこで一年からやり直すこととなったのである。ただ、このころも講義にはまったく出ず、少数の友人との付き合いがあるだけの生活であった。特に将来何をしたいという希望も目的もなく、ただ時間延ばしをするように暮らしていたのである。


井上のこうした暮らしぶりは、高度経済成長が終わったころから、学生を中心にみられるようになり、「モラトリアム人間」とか「モラトリアム世代」という言い方がされるようになった。井上はそれを先取りしていたと言えるだろう。

モラトリアムとは、「猶予期間」という意味であり、人生の本番が始まるまで、肝心なことは決定せずに、宙ぶらりんのまま過ごす期間を指す。肝心な決断や行動を避けるという意味で、それは回避行動の一つの形であり、期間限定の回避だと言うこともできるだろう。

モラトリアム的な暮らしが、人生の中で確かに必要な時期もある。問題は、それがいつまでも続いてしまうと、人生が何も始まらないまま終わってしまうということだ。

モラトリアムが種まきの時期となれるか

モラトリアムが、ただ続いてしまうか、そこから脱する方向に動いていくか。その分かれ目はどこにあるのだろうか。モラトリアムが、新たな飛躍のための雌伏《しふく》の期間となるためには、何が必要なのだろうか。


大学を卒業した井上は、新聞社に入る。しかし、就職しても、井上のモラトリアムと回避的ライフスタイルは続いた。

新聞記者には、当時からはっきり二つの人種がいたという。一つは、出世と特ダネを目指して、猛烈に働く記者たちで、もう一つは、そんな競争とは無縁に、マイペースでのんびりと過ごす、出世争いからは降りた記者たちだった。井上が後者に属したのは言うまでもない。寝る間も惜しんで働く記者たちを尻目に、井上は昼ごろ出社して、さっさと退社した。ときには何日も出社しないこともあった。そんな働き方が許されたことは、井上にとっては誠に幸いだったと言うべきだろう。

井上は、宗教や芸術といった、新聞の中ではマイナーな欄を担当することになったのだが、これが井上にとって新たな世界を開くきっかけとなった。新聞社には、各分野に造詣《ぞうけい》の深い一流の先達《せんだつ》がいて、その教えを受けながら、仏教や美術について学ぶことができたのだ。また取材を通して、実物を目《ま》の当たりにしたり、作者の謦咳《けいがい》に接することで、井上は自分なりの見る眼を育んでいった。記事やエッセイなどを任されたことも、格好の作家修業になった。

当時は戦争へと向かう暗黒の時代であった。しかし井上の場合、政治や経済のゴタゴタから距離をおき、精神的な世界に沈潜《ちんせん》し、現実世界から回避していたことが、むしろその後の創作のための豊かな土壌を培うこととなったのである。

モラトリアムの期間は、決して無駄なことばかりとは言えず、それが必要な時期もある。大事なことは、その期間をいかに使うかということだ。

現実の些事を回避し、自分を守ることも大切だが、それが自分の可能性を狭くすることにつながってしまったのでは、後の実りは期待できない。内面を豊かにするような作業を試みたり、ある面では回避しつつも、他の面では新たなチャレンジを行なうということがなされていれば、その時間は、種まきのための時間として重要な意味をもつだろう。

山頭火の危機を救ったもの

ただ、モラトリアムが成り立つためには、経済的な支えが必要である。井上靖は、軍医の父親の脛をかじることができた。ローリングのように生活保護の助けを得るという方法もないことはない。

また、自分の道を究めるための自由な時間を確保するという回避型の理想を実現させる場合も、何らかの経済基盤が必要である。江戸川乱歩は、下宿屋を営むことで、不安定な作家生活を成り立たせた。アインシュタインは、理論物理の世界に熱中できるように、特許局に勤めた。

そして、山頭火は、乞食《こつじき》の道を選んだ。

図書館員として働いていた時期もあった山頭火が、なぜ究極とも言える手段に行き着いたのか。また、その暮らしは、どういう意味をもったのだろうか。

図書館員を辞め、再びその日暮らしの生活に舞い戻った山頭火を、関東大震災が襲った。

山頭火は住んでいた家を失っただけでなく、社会主義者との関わりを疑われ、憲兵隊に捕えられて、留置場に放りこまれてしまったのだ。隣の房では拷問が行なわれているという状況で一夜を過ごした山頭火は、すっかり憔悴《しょうすい》し、「諸行無常《しょぎょうむじょう》」の感を強く抱くようになる。命からがら東京を脱出する道中には、同行した青年の一人が、腸チフスにかかり、たどりついた京都であっけなく亡くなってしまうという体験もしている。

ボロボロになって、熊本までどうにか帰った山頭火が頼る先と言えば、別れた妻のもとしかなかった。しかし、突然玄関先に現れた彼を、元妻のサキノは、取りつく島もなく追い返している。

仕方なく山頭火は、しばらく文学仲間の家に身を寄せた後、瓦礫《がれき》の町と化した東京に舞い戻った。しかし、そんな状態で、暮らしが成り立つはずもない。元夫の窮状を見かねて、サキノも態度をやわらげ、いっしょに暮らすことを受け入れた。

離婚したとはいえ、憎しみ合って別れたわけではない。息子に対しても、山頭火はそれなりに責任を感じていたようだ。妻の方も、今さら、貧乏神の元夫とよりを戻す気持ちはさしてないものの、息子のことを考えると、父親がそばにいてくれた方がいいのではと思うようになっていたのだろう。

折しも、長男の健は中学に上がる齢《とし》に差しかかっていた。サキノは小学校で下して、働かせることも考えていたが、是非中学に行かせるべきだと言い出したのが山頭火だった。口をさしはさむ以上は、それなりの協力をということになり、山頭火はサキノが切り盛りしている文房具店「雅楽多《がらくた》」を手伝うことになった。

山頭火にとっては、仕事をしてまっとうな生き方をするチャンスが、息子の進学という外部からの要請によってもたらされたのである。

ところが、身を入れて店番をしたのは、最初の一、二か月だけだった。山頭火は再び鬱々とした思いに囚われ、それを酒で紛らわすようになる。

事件はその年の瀬に起きた。何日も夫の姿が見えないことを、サキノは、年末の忙しいときに、どこに行ったのかと訝《いぶか》っていた。その間、山頭火は泥酔したあげく、市電の線路に仁王立ちし、電車を停めてしまうという事件を起こしていたのである。怒った乗客に袋叩きに遭いかけているところを、知人に救い出され、その足で、知人が彼を連れて行ったのが、報恩寺《ほうおんじ》という禅寺だった。

酔いから醒めた山頭火は、報恩寺にしばらく居ついた。噂を聞いて、数日後、サキノが寺を訪れてみると、山頭火は一心に廊下の雑巾《ぞうきん》がけをしていた。自分の寝床さえ一度も上げたことのない元夫の物臭《ものぐさ》ぶりに、長年閉口させられてきただけに、サキノはとても驚いたという。和尚《おしょう》に聞くと、熱心に修行に励んでいるとのことで、結局、山頭火の身は、その和尚に預けられることとなった。

そのまま山頭火は、読経《どきょう》や作務《さむ》に励み、三か月後には、種田耕畝《こうほ》という法名を授けられて、出家得度《とくど》した。僧侶となった山頭火に与えられた仕事は、味取《みどり》観音というお堂の堂守《どうもり》の職だった。

味取観音は檀家が五十軒ほどしかない末寺で、布施《ふせ》だけではやっていけず、足りないところは托鉢《たくはつ》して賄《まかな》う必要があった。それが、山頭火のその後の人生を支える乞食《こつじき》という収入源となる。彼が各地を放浪しながら暮らしていけたのも、托鉢という生活手段があったからだ。昭和不況が襲ってからは、それも厳しくなるのだが、それまでは、十数軒も回れば、鉄鉢《てっぱつ》が満杯となり、一日の食い扶持《ぶち》が十分手に入ったという。

乞食という生き方

乞食は、それ自体が修行の方法とされるが、もともと古代インドなどでは、修行僧を支える社会システムとして定着していた。施しを与える方にも功徳《くどく》があることから、双方とも利益を得られる互恵的な仕組みだったのである。日本でも、信仰心の篤《あつ》い地方では、托鉢に対して理解があり協力的だが、地方によっては、蔑《さげす》んだ態度をとったり、排除しようとしたりすることもある。仏教において、乞食《こつじき》は、もともと尊い行為であるはずだが、同じ字を乞《こ》食《じき》と読めば、単なる物乞いとして蔑視《べっし》され、両者の境目は必ずしも明確ではない。

この乞食《こつじき》という営みは、回避型の人にとって、どこか馴染みやすい、親和性の高いライフスタイルのようにも思える。

たとえば、ひきこもって暮らしている人を考えてみよう。そういう状況にある人は、通常、身近な誰かの慈悲にすがって生きている。それは親であったり、きょうだいであったり、パートナーであったりだろう。彼らが得た日々の糧《かて》から、某《なにがし》かを分けてもらい、暮らしを立てているわけだ。

それによって、自らは俗世間に出て労働したり、益を求めたりしないですむ。修行には、一切生産活動をせず、自分のためにのみ時間を使うという側面があるが、そこだけをみれば、就職しないで誰かの脛をかじり、社会の煩雑事を避けて暮らすことも同じである。そして、乞食もまた修行である。

ところが、世間一般の価値観としては、誰かの脛をかじって社会に出ることもなく過ごしている人を困り者扱いし、ときにはパラサイト（寄生生物）呼ばわりする。しかし、仏道修行者にあっては、常乞食《じょうこつじき》、つまり働かずに他人に食を乞うことによってのみ生きることが推奨される。働こうとすると、そこから欲や生きることへの執着が生じるからであって、身を浄《きよ》め、仏性にたどりつくこととは逆行してしまうからである。

回避型の人は、山頭火のように、出家や遁世的な生き方に憧れを抱くことも少なくない。心のどこかに、いま生きているこの姿は仮の姿という意識がある。仮の姿であれば、いま目の前にしている現実に執着したところで始まらないわけだ。仮初《かりそめ》の現実は、やがて移ろっていくものでしかない。

母親への愛着が、自殺という形で無残に断ち切られたことで、山頭火は、この世の存在に対する愛着が信じられなくなった。母子という絶対的な絆さえも、子を守るよりも死を選ぶという形で、いとも簡単に失われるものだとしたら、この世に信じられる絆など他に何があるというのか。

そんな思いに囚われた山頭火が、積極的に生き、一つところに根を生やして暮らすことに貪欲《どんよく》になれないということは、自然な帰結なのかもしれない。

この世が、是が非でも住み続けたい、歓びと楽しみに満ちた場所であるならば、生きることにもっと貪欲になり、他人を押しのけてでも足場を築こうとしただろうが、そうした気合いが山頭火には乏しかった。

乞食の精神は、彼が定職に就くことや定住を試みたときにも、消しがたくみられている。山頭火が定住した期間に行なった仕事は、図書館員、元妻の店の店員、堂守、文芸誌の編集などで、積極的に利益を求めるためというよりも、受動的な居場所といった性格が強かった。しかも、どれも途中で投げ出している。

文芸誌の編集に関して言えば、彼が一時熊本に庵《いおり》を結んで定住しようという思いに囚われた際、そのための生活費を確保するために、薄っぺらな雑誌を発刊した。それを、彼を知る後援者たちに購読してもらうというのだが、これは、一応ビジネスの体裁《ていさい》をとってはいるものの、その内実は、後援者から施しを得る乞食の変形だとも言えるだろう。

周囲の助けもあって、購読者は想定を上回り、生活の基盤が十分確保できる見通しとなった。ところが、思わぬ大金を手にしてしまった山頭火は、酒におぼれ、俳句も作らなくなり、約束した雑誌の発刊さえも覚束なくなった。結局、三号を出したところで、うやむやのうちに終わったが、一年分の購読料をすでに支払った人もいて、これでは山頭火の評判を悪くしかねないと周囲の方が心配したほどである。

だが、本人は、事態が窮《きゅう》してくると、後始末もしないまま旅に出てしまい、乞食とさすらいの暮らしに舞い戻ったのである。

欲のために働かない

生産し、益を積極的に求め、富を増やす生き方に対して、乞食は、他者の余剰《よじょう》にすがって生きる生き方である。それは、余分な富を所有しないということに通じ、必要最小限のものだけで暮らす清貧の思想とも結びついている。

直接生産するのではなく、みんなから集めた布施によって生活を立てるという生き方は、たとえば、公務員や役人などに通じる。彼らは税という形で、施しを強制するわけである。

僧侶や公務員や役人は、かつては敬意を払われたが、その源は、直接生産したり、私的な利益を求めない公共性にあった。それは言い換えれば、特定の誰かを益するものではないということで、つまり、特定の誰かに執着してはいけないのである。

俸給も、誰かの役に立ったから与えられるというものではなく、働きに関係なく決まったものとして支払われる。公共性を保つためには、そうした脱執着的構造が必要だった。万人の幸福に奉仕する者は、個の欲を捨てることが求められる。それは、布施とか乞食によって得た浄財によって食い扶持を賄うということと共通する。

乞食の場合、浄財に対するお礼は、家の軒先に立ち、お経を唱え、祈りを捧げることで、その一家が抱えている災厄や悲しみを癒すという形でなされる。つまり、具体的で直接的な物やサービスを提供するのではなく、その家の人に代わって俗欲を断ち、浄《きよ》らかな生活をすることで、間接的に提供されるのである。この間接的という関係が、回避型の人にとっては好都合なのである。

直接的な物やサービスであれば、そこには明確な責任が生じる。しかし間接的であれば、責任の所在はあいまいになる。自分の良心に対する責任という「抽象的な責任」に置き換わっていくかもしれないが、相手に直接責任を負うことはなくなる。

念仏をし、祈りを捧げ、乞食行脚することも、俳句を雑誌に載せて、他人に楽しみを提供することも、誰かに対する直接の責任ではなく、抽象化された責任を負うという点で、回避型の人にとっては楽なのである。

第六章　回避の克服

二段構えの課題

回避的な生き方を克服しようとするとき、二つの課題を区別しておく必要がある。それは、その人に備わった回避型の愛着スタイルという課題と、現実や問題に向き合うことを避けようとする回避という課題である。回避型愛着を抱えていても、現実適応がうまくいっているケースでは、回避の問題は起きていない。しかし、行きづまっているケースほど、その二つの問題が累乗して関わっている。

回避型の愛着スタイルは、すっかり変えなければならないという性質のものではない。それはその人のいわば特性であり、心理学的というよりも生物学的な性格を帯びたものである。その特性を踏まえつつ、より安定度を増したものに変化させればよいのである。その場合、周りがその人を叱咤《しった》激励し、変えることを強要するというよりも、ありのままの特性を受け止めつつ、それを活かす方向に働きかけることが、より安定したものに変わるのを助けることになる。

それに対して、回避という課題は、自分で変えることができるし、そもそも変えなければならないものである。現実や問題にきちんと向き合わず、逃げることばかりしていれば、自分の人生を生きることはできない。人生を自分のもとに取り戻したければ、回避をやめねばならない。ただし、そのためには、同時に、回避型の愛着スタイルも、より安定したものに変えていく必要がある。

そこでまず本章では、深刻な回避に陥っている人や、その人を助けようとしている人を想定して、回避を突破する心構えや技術について述べたい。

続く最後の七章では、回避型愛着スタイルを抱えている人が、実りある人生を送るための方法や、回避型愛着スタイルを、より安定したものに変えていく上での実践的な知恵について述べることとしよう。

回避を合理化する思考

問題に向き合わず、回避しようとする人には共通する思考パターンがある。

その一つは、「努力しても、チャレンジしても、どうせ自分は失敗してしまうので、やるだけ無駄だ」という考え方だ。何度も失敗したり、トライしてもうまくいかなかった経験を根拠にそう考えるのだ。実際、何もうまくいかなかったではないか。やっても傷つくだけだと。それなら、やらない方がましだという結論になってしまう。

だが、本当にそうと言えるだろうか。

幼児が立って歩くようになるためには、驚くべき努力とチャレンジの繰り返しを必要とする。何度も何度も失敗し、痛い思いをしたあげく、ようやく自分の足で一歩を踏み出せるようになるのだ。服を着る、自転車に乗る、読み書きができるといったことも、一人でにできるようになったわけではない。根気のいる試行錯誤の末、ようやく獲得した能力だ。

「何もうまくいかなかった」と言う人は、そうしたことを忘れている。ちゃんと思い起こせば、他にもいろいろと挙げることはできるだろう。実際には、果敢に挑戦し、一つ一つの行為を可能にしてきたのだ。

ひきこもって六年ほどになる二十四歳の男性は、「自分は何をやっても失敗してバカにされるか、途中で投げ出してきてしまった」と言い続けた。小学校からやっていたスポーツも、高校ではやめてしまい、勉強に本気で取り組むことも一度もなかった。習い事は、すべて途中でやめてしまったし、何か目標に向かって努力したこともないと語った。

だが、その男性は、中学校のとき、部活のキャプテンを務めていた。それなりに努力し、成果が認められたから、キャプテンにも選ばれたのではないかと訊ねると、男性は、小学校からやっていたので、他人より多少うまかっただけだと述べてから、そのスポーツを離れる原因になった、ある屈辱的な体験について語った。

中学三年の終わりに、彼のチームは、後輩のチームと試合をして、完敗を喫してしまった。そのことが、彼の選手としての、キャプテンとしてのプライドを粉々に打ち砕いたのだ。それ以降、男性はそのスポーツそのものに興味を失ったかのようにチームを離れ、かといって、他の何に対しても積極的な意欲をみせることもなく、無気力な生活に陥ってしまったのだ。

傷ついた体験を語る段階

回避を脱するということは、人生に主体性を取り戻すということとほぼ同義である。そのための第一歩は、避けている問題に向き合い、そのことについて語ることである。それは、本来の回復のために、避けては通れない不可欠な段階である。回避を脱する際には、必ずこの段階が生じる。

逆に言えば、回避に陥っている人の場合、傷ついた体験について語ることが、回復の一つ目のステップとして非常に重要である。不満や怒り、絶望感といったものでも、まずそれを語り、自分が傷ついていることや、それをもたらした体験を想起して、それに向き合うことが、膠着《こうちゃく》した事態を動かすことにつながる。

ところが、一般に行なわれる治療は、生じている「症状」だけを問題にし、それを軽減することで対処しようとする。回避の奥底にある原因にはフタをしたまま、そこから二次的に派生してくる不安感やイライラ、神経過敏といったものを、安定剤などを投与することで抑えてしまうのである。その結果、日々の苦痛はやわらぐが、本来の回復からは逆に遠ざかる。回避したままの状況が固定化するだけで、回避自体を脱するという方向には向かわない。

もちろん、傷ついた体験を語ればそれで終わりというわけではない。ただ嘆き、絶望や悲しみを語るだけでは、真の回復は訪れない。語るという作業を繰り返す中で、失敗と思っていたことにも、ポジティブな意味があったのだと思えるようになる。そのことが回復のカギを握っているのである。

先の男性のケースも、彼がキャプテンを務めていた部活で屈辱的な体験をしたという話は、事実のすべてではなかった。何度か話すうちに、別の事実を語ったのである。彼は中高一貫校に通っていたが、それは、高校三年のときのことだった。

彼は、そのスポーツからしばらく離れていたのだが、監督に直談判《じかだんぱん》して、復帰を認めてもらったのだ。それは異例のことだった。高三と言えば、そろそろ次の進路について考え、進学や就職のことで忙しくなるころだ。だが彼は、高校時代も終わりかけになって、敢《あ》えて部活を再開したのである。

しかし、その結果は、あまり芳《かんば》しいものではなかった。ブランクがあったため技術が鈍っていたのである。力をつけた他の部員たちの中で、彼は悔しい思いを味わわされた。結局、失敗だったという思いを抱いたまま、高校生活を終えたのだ。

その後、彼は進学も就職もしないまま、ひきこもり生活に陥った。結局、すべては失敗に終わったというのである。

果たして、そのことは、単なる失敗にすぎないのだろうか。

彼はキャプテンとして、選手として、プライドが傷つけられたことを、ずっと引きずっていたのだろう。だから、そのまま部活を続けることができなかった。そのスポーツから遠ざかることでしか、自分を守ることができなかったのだ。だが、高校生活も残りわずかとなったとき、彼は、このまま終わってしまうことに、何か納得がいかないものを感じたに違いない。そして、ある日、彼は監督に頭を下げてまで、復帰の許しを請《こ》うた。それは、メンツやプライドをかなぐりすてた、本当に勇気ある決断だったはずだ。思うような成果が挙げられなかったとしても、もう一度チャレンジしたことにこそ、大いに意味があったはずだ。

だが、この男性は、人一倍プライドが高く、理想にこだわってしまうタイプだったために、自分のチャレンジを失敗と受け止めてしまった。自分が一番自信をもっていたスポーツでもこのありさまだ。一体、自分に何の取り柄があるだろう。そう考えて、彼は人生に絶望し、新たな行動を起こすことをやめてしまった。

男性が、ひきこもるのをやめ、社会に踏み出していくためには、過去の出来事のネガティブな解釈を、ポジティブなものに修正する必要があった。そして、何をやってもどうせダメだという言い訳をせず、問題から逃げ続けるのをやめる必要があったのである。

回避を脱する上でカギを握るのは、自分が問題から逃げていることに気づき、もう逃げないと覚悟を決めることである。立ちはだかっている課題に向かっていこうと決心することである。

ユングの場合

後に精神医学の世界的大家となるカール・ユングは、少年のころ、今の時代に生まれていれば、「発達障害」とか「自閉症スペクトラム」という診断を受けるようなタイプの子どもだった。他の子どもとうまく遊べず、空想の世界に浸って一人で遊ぶのを好んだ。空想と現実を混同してしまい、常識はずれないたずらをしてよく叱られた。不器用で運動が苦手で、神経質で不安が強いところもあった。

引っこみ思案で不安の強い傾向には、遺伝要因だけでなく、養育環境の影響もあっただろう。ユングの母親は不安定な人で、子どもに対する関心が薄かった。ユングもそんな母親に対しては近寄りがたさを覚え、夜いつもいっしょに寝るのは、父親とだった。だが、父親も浮世離れした回避型の人物で、父親にも母親にも、ユングは安心できる関係をもつことができなかった。

父親は小さな村の牧師で、古代語の研究者を目指したこともあり、家には古い書物がたくさんあったため、ユングは文字や本に早くから関心を抱いた。地元の小学校では成績も良く、牧師の息子として特別扱いされていたので、過敏なユング少年も大過なく過ごすことができた。

状況が変わったのは、十歳になり、バーゼルの町のギムナジウムに通い始めたことからである。

そこに集まる生徒は、周辺の町村の中でも選《え》りすぐりの、裕福で社会的地位も高い家の子息ばかりだった。貧しかったユングは、穴のあいた靴をはき、冴えない服装で学校に通わなければならないわが身に、恥ずかしさや劣等感を覚えるようになった。そのうえユングは、自信をもっていた学業でも挫折を味わう。村の小学校では優等生だったが、秀才ぞろいのギムナジウムでは平凡な生徒でしかなかった。しかも、不器用なユングは図工や体育が苦手な上に、代数の成績も悪かった。数学の抽象的な概念が理解できなかったのだ。

教師たちもユング少年を劣等生扱いし、彼のプライドはズタズタになった。こうしてユングにとって、学校は嫌でたまらないところになっていった。

十二歳のとき、他の生徒に突き飛ばされた拍子に、歩道の縁石で頭を打ち、意識を失った。

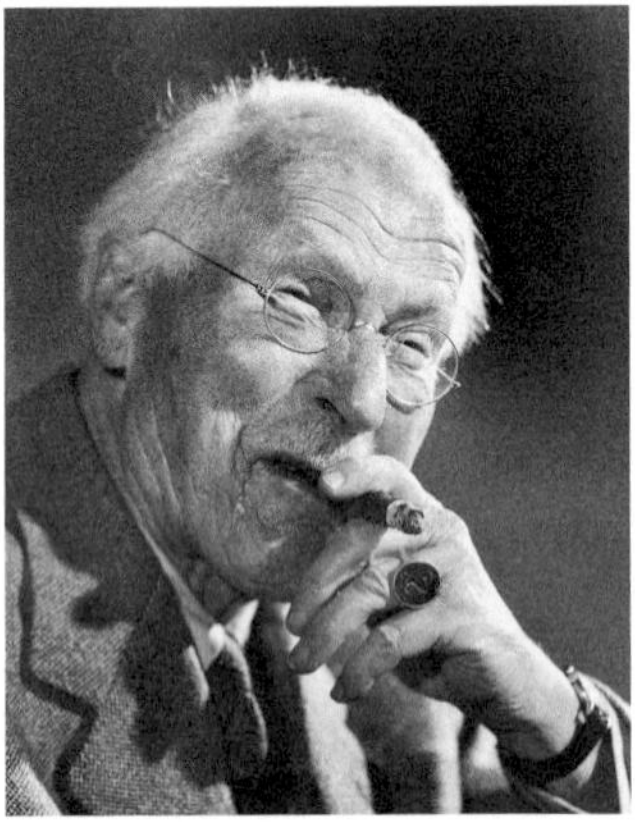

カール・ユング（写真提供：Yousuf Karsh／CAMERA PRESS／アフロ）

その瞬間、ユング少年の脳裏に、もう学校に行かなくて済むという考えが駆け抜けたという。以来、意識を失っては倒れるという発作を繰り返すようになった。発作が起きるのは、必ず面倒な課題を課せられたときだった。

この発作は、かつてはヒステリーと呼ばれ、今日では転換症状と呼ばれるものである。転換症状は身体症状を引き起こすことによって、心的ストレスから逃れようとするものである。つまり「疾病《しっぺい》利得」を得るのである。

ユング少年がひそかに期待したように、両親はギムナジウムを休ませることにした。彼は誰にも邪魔されず、好きな遊びや読書をし、漫画を描き、空想に耽って時間を過ごせる身分となった。にもかかわらず、ユング少年の気持ちは晴れなかった。これについてユングは「自分から逃げていることに何となく気づいていたのだ」と自伝の中で語っている。

ユングの病状を診察した医師たちは、てんかん発作かもしれないと言い、だとすると、当時の医学では完治する見込みはなかった。両親は悲観し、息子の行く末を案じた。

欠席が半年ほど続いたある日、ユングは父親が訪問客に心中を打ち明けるのを耳にしてしまう。

「もし医者が言うような病気なら、あの子はもう自活することもできないだろう」

父親の悲嘆に暮れた言葉を聞いたとき、ユング少年は、自分の未来がこのままでは閉ざされてしまうかもしれないという危機感を抱いた。その瞬間、心の中で何かが起きた。彼自身が自伝に記している言葉を引用しよう。


「わたしは雷にでも打たれたかのようだった。これこそ現実との衝突であった。『ああ、そうか。頑張らなくちゃならないんだ』という考えが頭の中をかけぬけた。

それ以来、わたしは真面目な子供になった。静かにその場を離れ、父の書斎に入り、自分のラテン語の教科書を取り出し、身を入れて勉強しはじめた。一〇分後、失神発作があった。椅子からもう少しで落ちるところだった。だが、何分も経たないうちに再び気分がよくなって、勉強を続けた。『こん畜生！　失神なんかするものか』と自分に言い聞かせて、そのまま先へと進んだ。およそ一五分もすると、二度目の発作が来たが、最初の発作とおなじく過ぎていった。『今こそ、まっしぐらに勉強するぞ！』と、わたしは頑張った。そしてさらに半時間後、三度目の発作が襲ってきた。なお、わたしは屈服せず、もう半時間勉強した。ついに発作が克服されたということを実感した。急にこれまでの何か月にもまして気分が良いのを感じた。事実、発作はもう二度と繰り返されなかった。その日以来、わたしは毎日文法書と練習帳で勉強した。数週間後、再び登校するようになった。学校でも発作に襲われることはなかった。魔法はすっかり解けた」(『ユング自伝』)

こうして、ユングが「このままでいいのか」と自分の心に問いかけ、自分の人生から逃げないという覚悟を決めたとき、回復の瞬間は訪れたのである。そして、自身の経験からユングは、精神的な症状が、苦しみに向き合うのから逃げることで起きるということ、その苦しみに向き合うしか、真の克服はないということを学んだのである。

トラウマ記憶と症状の二重のハードル

回避という状況をつくり上げている心理構造は、二重の回避反応によって強化されている。

一つは、心が傷ついた状態で、傷を再び受ける危険のある場面や状況を避けようとする防衛反応である。これは、不快な経験をしたときに、誰にでも生じ得る回避反応である。

もう一つは、次の段階として、回避に失敗したときに生じる精神的動揺や拒否反応である。これは、身体的症状としてあらわれることもあり、この場合、回避している場面や状況に再び飛びこんでいくのは、とても恐ろしく困難なことになる。

ユングの場合であれば、クラスメートからのいじめやからかい、失敗によって生じた心の傷や劣等感がまずあった。だからそういう危険のある学校に行くことは、できれば避けたいという思いがある。その思いが、失神発作という症状として表面化すると、失神発作を避けるために学校を休むということが正当化され、回避に根拠が与えられる。失神発作がある限り学校には行けないということによって、学校という傷つけられる場所を回避することができる。言い換えれば、傷つくのを避けることに成功したということである。失神発作という症状は、それを周囲にも自分にも納得させるために必要だったわけである。

こうした状況にあるとき、周りが無理やり学校に行かそうとしたところで、失神発作が悪化するだけで、何の益もなかっただろう。

ではなぜ、ユング少年は、この二重の回避のワナから抜け出すことができたのか。それは、目先の快不快ではなく、人生というもっと大きな視点で自分の状況を振り返ることができたからだ。それは、自分のしていることが、自分の可能性を狭め、向き合いたくない場面から逃げているだけだということを悟るとともに、そうした生き方に対して自分からノーと叫び、人生を取り戻すために自分を変えようと決意することであった。

回避を乗り越えるためには、このプロセスが必要になる。つらい現実や不安に向き合うことの恐怖よりも、人生の可能性を失ってしまうことの恐怖の方が大きくなり、逃げていた現実や不安に立ち向かっていこうと、心のありようが百八十度転回するのである。

それはユング少年のように、ある瞬間に急激に生じることもあれば、長い時間がかかることもある。急激に生じたように思える場合も、実際には少しずつ転回が準備され、何かのきっかけで、それをはっきりと自覚するようになるのがふつうだ。ユング少年の場合も、半年の間ぶらぶらして過ごしながら、その退屈な思いや逃げているという呵責《かしゃく》を味わう中で、決定的な気づきの瞬間が用意されていたのだろう。

時間の長短はあるが、回避のワナを克服する人は、必ずこうした心理的転回を経験する。「逃げていてもしょうがない」「どんなに不安でも、飛びこんでいくしかないんだ」——そう腹をくくるのである。すると、不思議なことに、それまで不安で、怖くて、とても近寄れないと思えた状況が、それほど大したことではないように思えてくる。そして、実際飛びこんでみると、その状況が、自分の不安がつくり出した幻にすぎないことがわかる。

回避を突破する

回避している状況は、砦《とりで》の中にこもっているのに似ている。周囲に高い壁を築き、その中にいることで自分を守っているつもりだが、実際にはそこから出られなくなっている。傷ついた心が生み出した恐怖の幻影によって、壁が乗り越えがたいものとなっているのである。

もっと具体的に言うと、みんなから無視されるのではないか、冷たい目で見られるのではないか、また失敗して怒鳴られるのではないかといった不安に身がすくみ、立ち向かう勇気を奪われてしまう状況である。だが、その状況から目をそむければそむけるほど、恐怖はいやますことになる。幻は目をそむければそむけるほど、ふくらみやすいからである。

そういう場合に有効な方法は、一番恐れている状況を、勇気を出して思い描いてみることだ。誰からも声をかけてもらえず、白い目で見られることを恐れているのなら、その状況を想像してみる。失敗して、みんなから笑われたり馬鹿にされたりする状況を恐れているのなら、敢えてその状況を積極的に思い浮かべてみる。そして、その状況に陥ったとき、どれほどつらい気持ちになるのか、どれほど悲しい気持ちになるのかを、生々しく想像し、それを味わってみる。そのつらく、苦しく、惨めで、プライドがズタズタになって傷ついた気持ちを、感じ続けようと努力してみる。そうやって、最悪の状況で一番恐れていたことが起きたとして、それがどれくらいつらいかを、自分から味わってみるのである。

実際に、そうしたエクササイズをやってもらうと、最初は苦しさや悲しさに圧倒されそうな気持ちになり、「悲しくてつらいです」と語る。しかし、思い描き続けてもらううちに、「それほど怖いことではないのかもしれない」「すごく怖いことのように思っていたけど、実際は、大したことではないのかもしれないという気がしてきました」と語ったりする。

こうした心理的な操作は、エクスポージャー（暴露療法）といって、不安や恐怖といった囚われを克服して、回避を突破する技法の一つだ。

回避のワナに陥った人は、不安な想像に囚われている。それは予期不安とも呼ばれ、現実にはまだ起きていないことを心配するのが特徴である。エクスポージャーは、予期不安と結びついた状況から逃げるのではなく、自分からその状況に飛びこんでいくことによって、自分の想像が生み出した恐怖を乗り越えようとするものである。

その場合、まずその状況を想像し語ることから始めると、心の準備をしやすい。傷が深く、回避が強い場合には、語ることだけでも最初は苦しくてたまらなくなったり、平静でいられなくなったりするが、その場合も、本人を励ましながら、その気持ちから逃げずに、その気持ちを感じ続けるように促す。本人が逃げずに向き合うことができれば、恐怖や不安は薄らいでいき、克服に向かっていく。

高すぎる期待値を下げる

回避の壁には、心が生み出した恐怖と同時に、もう一つ重要な要素がある。それは、期待や理想の高さである。これが、失敗に対する不安や恐れを強め、回避の壁を高くしてしまうのだ。

学校や仕事に行けなくなっている人に多いのは、たまに行っても、まるで毎日来ているかのように社交的にふるまおうとしたり、勉強や仕事に熱心に取り組もうとすることである。それで疲れ果てて、翌日からまた行けなくなってしまう。

そうなるのは、自分の目指すラインがとても高いからだ。行く以上は高い水準でやりとげなければならない、それができないのなら、行かない方がましだと思う。ずっと行っていないのだから、すぐにうまくやれたり、友だちや同僚と社交的にふるまうことなどできなくていいのにもかかわらずである。

大学生のK美が、連休明けから大学を休むようになり、最近ではずっと行けずにいるということで相談にやってきた。

K美は、英語が好きで、将来は留学したいという夢を抱いて、外国語を専門とする大学に進学した。外国人講師による少人数授業や英語でのプレゼンテーションなど、魅力的な授業内容で、K美はやる気に燃えていたはずだった。ところが、しだいに頭痛がして朝起きられなくなり、休みがちになってしまった。何日か休んでたまに出席すると、K美はクラスの友だちと社交的におしゃべりをし、授業でも積極的に発言しようとした。出席する限りは、きちんとしなければならないという思いがとても強いのだ。だが、一日出席すると、気をつかって疲れ果て、翌日からまた調子が悪くなり何日も休んでしまう。そういうことを繰り返しているうちに、まったく行けなくなってしまったのだ。

K美は、「理想の自分」「こうあるべき自分」というものへの囚われが強かった。その基準に達することができなければ、参加しない方がいいと思ってしまう。

優等生タイプの不登校やひきこもりの青年によくみられるパターンである。理想的な状態へのこだわりが強いため、それより以下の自分では受け入れられない。何も発言せずに黙って座っている自分や、友だちからぽつんと取り残されている自分は、みじめだと思ってしまう。授業に出る以上は、先生や他の生徒に認められるよう、いいところを見せたい。ましてや何も答えられなくて、恥をかくような真似は絶対したくない。

休むことは、プライドが傷つけられる状況を回避するという意味をもつ。そうすることで自分を守っているのである。そこに、頭痛がしたり、気分が落ちこんだり、朝に起きられないといった「症状」が加わることで、回避が正当化され、固定化されていく。

こういうケースに対処する際は、まず本人の苦しさをいったん受け止めた上で、状況を回避しているという事実に向き合い、そのことを自覚することが必要になる。そうすることで、闘うべき相手が、頭痛や朝起きられない症状ではなく、自分が傷ついてしまう不安から逃げようと回避していることだということを気づかせるのである。

その上で、一番恐れている状況を話してもらいながら、これを思考の俎上《そじょう》に載せていく。K美の場合であれば、「久しぶりに出かけて行った自分を、みんなは忘れているのではないか」「誰も相手にしてくれず、無視されるのではないか」「どうして休んでいたのか聞かれたら、何と答えていいか困ってしまう」といった不安が語られ、また、「授業も進んでいて、今さら行っても付いていけないのではないか」「当てられても、何も答えられないのではないか」といった心配もあった。

K美が過度に悲観的な見通しをもっていることが見てとれるだろう。そこで、これについて検討する作業を行なう。「本当に忘れられているかな?」「本当に無視されるかな?」と、質問しながら、もう少し客観的に事態を予測し直してもらうのである。

すると、「たぶん、自分を見つけたら友だちは寄ってきて、自然に声をかけてくると思う」と語った。授業についても、「留学する」という目標を取り上げて、留学したら、今よりもっとわからないことに出会うことが多いのではないか。当てられても答えられないという場面もあるのではないか。だとしたら、そのことに今から慣れておいた方がいいのではないか、と視点の切り替えを促した。こうした操作をリフレーミングという。「答えられないことがダメなことだ」という視点から、「答えられないことも役に立つ」という視点に切り替えるのである。K美は、なるほどという顔をしたが、「頭ではわかっていても、気持ちが怖がってしまう。実際、そうなったら、やはりイヤだと思う」と、自分の心境を語った。

もっともなことである。不安や恐れというのは、心理的であると同時に、生理的な現象である。頭よりも体が反応してしまうのだ。だから、不安や恐れを取り除かねば、なかなか動けない。そこで、有効なのが、先ほど述べたエクスポージャーである。

K美に一番怖い、恐れている場面を思い浮かべてもらう。想像することで、疑似的に体験

してもらうのである

最初はつらさや苦しみが強く迫ってくるが、それでも、その状況を思い浮かべ続けるように促す。そして、どれくらいつらいかを訊ねる。「死ぬほど、つらい?」「耐えられないほどつらい?」と訊ねる。すると、だんだん表情が穏やかになり、「つらいけど、死ぬほどというわけではない」「耐えられないほどではないかも」「ちょっと深刻に思いすぎていた」「大したことではないように思えてきた」と、嫌悪反応がだんだん弱まっていく。やがて、K美は「行ってみようかなという気がしてきた」と語った。

このまま休みたいと思うこともあるが、また逃げて、どうなるかと客観的に考える。逃げても状況は悪くなるだけで、後でもっとツケが回ってくる。もっと行きにくくなって、動けなくなったときの苦しさを思い出すと、そんなのイヤだと思って、行動のスイッチが入る。

こうして、K美は、長く休んでいた大学に、次の週から出席を再開した。その後も、ときどき休むということが見られたが、しだいに登校が続くようになった。

回避している状況に対して恐怖が強すぎる場合には、想像することさえ困難で、これではエクスポージャーは時期尚早である。しかし、本人が乗り越えたい、そのためにつらい状況にも向き合ってみようという気持ちをもつようになると、エクスポージャーは強力な武器になるのである。

森田正馬の場合

回避が症状によって強化され、完成されると、回避のループから抜け出せなくなる。しかし自ら症状に正面から向き合おうとすれば、症状の呪縛を解くだけでなく、不安から回避するという悪循環を打破するチャンスも生まれる。

そのことを見事に喝破《かつぱ》したのは、森田正馬《まさたけ》である。森田は、神経質という概念の生みの親として、また森田療法の創始者としてよく知られるが、自分自身、不安神経症を抱え、それを克服した経験の持ち主であった。その点、ユングとよく似ていると言える。

森田が神経症に悩まされるようになったのは、一高（現東京大学教養学部）の学生だったころである。動悸や頭痛などの症状のため、勉強も手につかない状況に陥ってしまったのだ。あれこれ治療を受けてみたが、よくなるどころか、ひどくなる一方だった。それに追い打ちをかけるように、試験を前にして親からの仕送りも止まってしまう。森田は悲嘆と無力感に打ちのめされ、このままでは、死ぬしかないとまで思いつめた。

だが、そこで思い直す。どうせ死ぬのなら、死んだ気になって、やるだけやってみよう

――彼はそう決心するのである。

それから森田は、動悸の発作が襲ってきても、「どうせ死ぬのだから」と、これを放置し、とにかく自分のやろうとしていることだけに気持ちを集中することにした。遅れていた学業に、それこそ死に物狂いで取り組んだのである。

それまで、症状を理由に手をつけないでいた勉強も、やり始めると、なかなか面白い。遅れを取り戻すべく、無我夢中で学業に励んだ結果、試験で好成績をおさめることができ、親元からの送金も再開した。そして、気がつくと、あれほど自分を苦しめた症状が消えてしまっていたのである。躍起《やっき》になって治そうとしても悪くなるばかりだったのに、死んだ気になって肝心なことに注意を集中しているうちに、症状のことなど忘れてしまったばかりか、すっかり治ってしまったのだ。

そのことから、森田は一つの境地にたどりつく。神経症は、症状を治そうとしても治らないが、肝心なことに熱中していれば、自然になくなってしまうのだと。

森田のところに、ある学生が動悸や強い不安を訴えて、治療を受けにやってきたことがある。学生は、「症状がひどいので、休学して治療に専念したい」と希望を述べた。それに対して森田は、「病気を理由に休学するのなら、治療は引き受けない」と答え、「症状を治そうとしてはいけない」と説明したのである。学生は納得し、学業をこれまで通り続け、「症状のことはかまわず、放置するように」という森田の指示に従った。その結果、学生は単位を落とすこともなく、症状も自然によくなってしまった。

こうした経験から、「あるがままに」という森田療法の基本的な理念が生み出されることとなる。この理念は、後述するように、最新の治療理論を先取りした考え方として、改めて高く評価されている。

必要は行動の母

治療的に行なうのがエクスポージャーや森田療法であるが、現実の生活の中で、これらと同じことが起きることがある。それは、いわば必要に迫られてショック療法的な体験をすることである。

ドトールコーヒーを一代で築き上げた鳥羽博道氏も、対人恐怖症や赤面恐怖に悩まされた一人である。

鳥羽の父親は東京美術学校（現東京芸術大学）出身の日本画家だったが、それだけでは食べていけず、五月人形の目玉を作ったりして、辛うじて生計を立てていた。博打好《ばくち》きで、横暴なところもあったという。鳥羽が九歳のときに、母親が幼い弟を遺して亡くなったため、生活の困窮と苦労は甚《はなは》だしかった。

対人緊張が強い人は、遺伝要因とともに養育環境も関係していて、親が厳しすぎたり横暴だったりで、押さえつけられて育ってきた人に多い。鳥羽の場合も、母親のいない心細い環境で、ワンマンな父親の顔色をうかがいながら暮らさざるを得なかったことが、対人緊張を強める要因となったのだろう。

高校生になるころには、生活を助けるため、鳥羽は、父親が作った人形の目を売りに行かされるようになった。内気で、赤面恐怖もある鳥羽にとって、見ず知らずの人のところに物を売りに行くのは、つらい体験だったに違いない。ところが、父親はそんなことは意に介さないどころか、あるとき、お金の勘定が合わないことから激昂《げっこう》する。不当な仕打ちに堪《たま》りかねて反抗した鳥羽に、父親は「ぶった斬《ぎ》るッ！」と言って刀をもち出した。鳥羽は、親戚の家に逃げこみ、そのまま高校を中退して上京した。父親との生活が我慢の限界に達していたところに、父親の理不尽なふるまいが、最後の一撃となったのである。

住み込みで働くことになった鳥羽は、洋食レストランの見習いやフランス料理店のバーテ

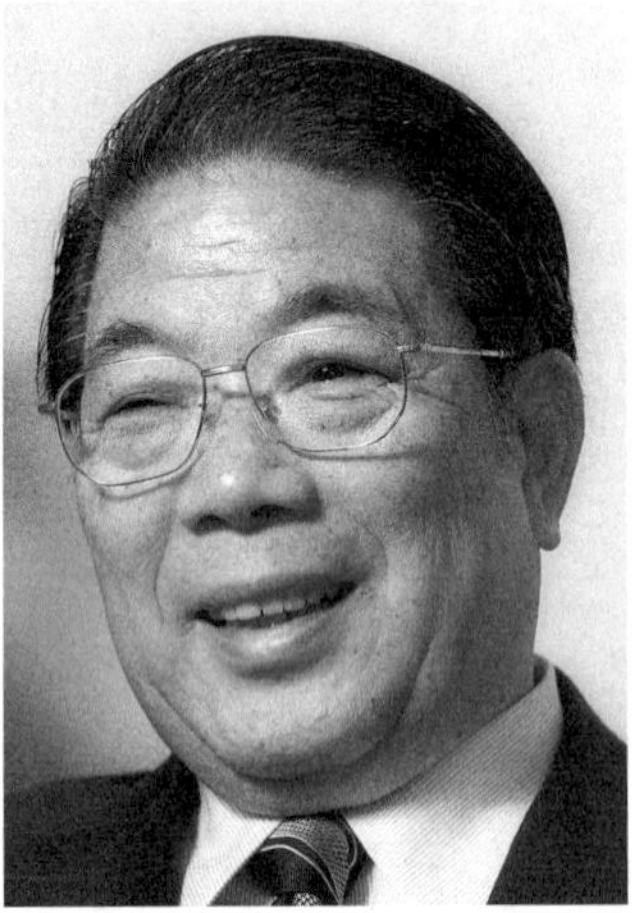

鳥羽博道（写真提供：読売新聞／アフロ）

ンダーを経て、喫茶店に勤めるようになる。そのころから、コーヒーに本格的に興味をもち始め、店主がブラジルに渡ったのをきっかけに、店にコーヒーを卸していたコーヒー製造卸会社に移った。

　鳥羽が配属されたのは、コーヒーの営業である。しかし、対人恐怖と赤面恐怖を抱えた彼にとって、飛びこみで入った店で初対面の客と話をし、商品を買ってもらうという仕事は、もっとも苦手とするところだった。何度も辞めようかと思ったという。悩んだ末に、鳥羽は上手にセールストークをすることよりも、お客に役立つことをしようと考えた。

「うまくしゃべることよりも、相手がやってほしいことをやるように徹したんです。たとえば、ちょっと店が忙しいときに手伝うとか、カウンターの整理が悪いときはデパートの雑貨売り場をよく見てきて、仕事がやりやすいような配置を提案してあげるといった具合です。また、あるレストランが出張料理をやるときは、汚れた皿を片付けたり、食べ残しを捨てに行ったりして手伝いをする。そして、頃合を見計らって自社のコーヒーをたてる。そうやっていると、人はよく見てくれてます」（大塚英樹『成功論　カリスマの挫折と挑戦』より引用）

そうした努力によって、鳥羽は営業成績トップにのし上がる。喫茶店を一店任せられ、客に安らぎと活力を与える店づくりを心がけて、その店も繁盛させる。

そんなとき、ブラジルに渡っていた、かつての雇い主から、「こっちに来ないか」という誘いを受ける。鳥羽は、安定した地位を擲《なげう》って、一人ブラジルに渡った。ブラジル渡航は、鳥羽の人間的スケールを一回りも二回りも大きくするのに役立った。コーヒー農園やコーヒーの売買の仕事に携わりながら、現地の人を使いこなす勘所《かんどころ》を体得していったのである。帰国した鳥羽は、ドトールコーヒーを立ち上げ、今日に至る発展を築いていった。

鳥羽氏の生きざまは、症状と、症状が生み出す回避という悪循環を克服する上で、何が重要であるかを教えてくれる。

鳥羽氏は、父親のもとを飛び出し、一人で生き抜いていかねばならない状況に陥ったことによって、対人恐怖や赤面恐怖の症状を気にする暇もなく、とにかく目の前のことを夢中でやりこなさなければならなくなった。森田正馬が見出したように、症状を治そうとするのではなく、やらねばならないこと、やっていることに集中すること。それが、この悪循環を克服する極意なのである。

その場合に大事なのは、受け身ではなく「自分から攻める」という姿勢になることである。いつ不安が襲ってくるかわからないとか、顔が赤くなるかとか、人に変な目で見られはしまいかとか、そうしたことに注意を奪われるよりも先に、積極的に行動し、自分のペースで物事を運ぶことで、状況はコントロールしやすくなる。そこで、成功体験を積めば、克服へのきっかけとなる。攻撃は最大の防御なのだ。

情報通信依存を脱する

今日、回避のワナに陥っている人の多くに共通する深刻な問題は、情報通信依存、画面依存である。総称してメディア依存と呼んでおこう。

かつて人びとは、現実生活を回避して、内的な生活に沈潜しようとしたとき、読書や瞑想《めいそう》といった方法に頼ることが多かった。瞑想をすると、外界からの情報を最小限に減らすことができるが、読書もまた、接する情報量という点では、映像や音声に比べて少なくてすむ。

その分、想像をふくらませるといった、能動的な精神的作業に向かう部分が大きい。濫読《らんどく》したり、長時間ぶっ続けでしない限り、入ってくる情報量を適度に減らし、頭を整理し、自分で考える余地を生むのである。

また、文章を書くという行為は、読書よりもさらに扱う情報量が少ない。どんなに書くのが速い人でも、その速度には限界がある。一時間で原稿用紙に十枚書いたとしても、情報量は五〇キロバイトにも満たない。われわれの情報処理能力の限界は、四五〇キロバイト毎時なので、まだ四〇〇キロバイトの余地がある。その分だけ、さまざまな想念をふくらませることができる。

話すという行為も同じである。人と会話をしたり、時間を共有することも、回避を突破する上で重要である。興味や関心を共有する人と関わりをもつことが活力源となることもあるだろう。

ただ、そこにもまた、落とし穴があることを忘れてはならない。

現在はネットワークを介して、容易に同好の士や関心を共有する存在に出会うことができる。現実の友人との交流がまったくない人も、気の合う人とチャットをしたり、ゲームをしたりということが、ごく当たり前のことになっている。通信回線を通して間接的につながっているにすぎないので、いざとなったらすぐに関係を断ちきることもできる。そんな保証があることで、関係をもつことへの不安が軽減され、敷居《しきい》が低くなっている。

だが、回避に陥った人にとって、ネットの世界が現実への架《か》け橋として機能することは残念ながら少ない。逆に、いったんそこに安住してしまうと、次のステップが起きにくくなることの方が、はるかに多いのである。

リアルの関係と、ネットワークの関係は、一見、同じように見えても、そこには決定的な違いがある。

ネットワークを介した顔の見えない関係では、内側前頭前野などの社会脳（顔を見る、気持ちを推測するといった社会的行動に際して使われる脳の領域）が働きにくい。人が行動するのを見るとき、同じ行動に関わる脳の領域が活性化される。これが、ミラーシステムであり、この仕組みによって共感や共鳴も生じる。ところが、相手の行動が見えない状況では、このミラーシステムも活性化されないので、本来の共感も働きにくい。物や数字を扱うように、対人関係も処理されてしまうのである。

メールやネットを、補助手段としてもちいるのなら問題は少ないが、そこだけの関係に終始すると、社会的な刺激不足によって、社会脳が、極度の〝運動不足〟に陥り、機能低下を来しかねない。また、共感システムとともに、愛着システムも活性化されにくい。このような生活を続けると、回避型の傾向がさらに強まることになる。

そうした弊害を防ぐためには、やはり社会脳が働く環境に自らをおく必要がある。話す際に相手の目や表情を見て相手の考えていることを推し量り、非言語的なやりとりやスキンシップを増やすことによって、社会脳や愛着システムは活性化するのである。

そのために、まずやるべきことは、パソコンやケータイの画面との接触時間を短くすることである。一日一時間以内くらいに抑え、メールのチェックも一日一～二回時間を決め、そのときだけ返事を書くようにする。メル友には、その旨《むね》を通知しておけばいい。メールの奴隷のような生活を脱しよう。

だらだらとパソコンの画面を眺めたり、ケータイをいじる代わりに体を動かす、読書をする、文章を書く、人とリアルに関わるといったことに、もっと時間を使うようにする。こうして、生活のリズムを整え、情報過負荷な状態をなくし、少し退屈なくらいの状態に自分をおく。それが、回避のワナから抜け出す一歩になる。

同好の集まりを活用する

回避型の人は、たわいないおしゃべりをしたり、身の上話をしたり、社交のための社交をしたりということは苦手である。そうした単なるつきあいには関心をもちにくいが、趣味や関心を共有できる仲間とのつきあいなら、このタイプの人にとっても入っていきやすく、楽しめる場となる。

回避型の人が、豊かな人生をもつ上で、同好の士との交歓の場をもてるかどうかが、一つの重要な要素になるように思える。

三十代男性のFさんは、専門的な資格をもっているものの、職場での対人関係でつまずき、仕事に出られなくなってしまった。彼を特に悩ませたのは、女性の同僚からの非難や陰口で、彼は、すっかり自信をなくし、職場に足を踏み入れただけで、体調が悪くなってしまうところまで追いつめられた。その結果、引きこもりがちな生活になり、将来に対しても悲観的になってしまった。

元来Fさんは、頭脳優秀で知識も豊富であるが、人づきあいが苦手なタイプで、電話の応対や接客で苦労することが多かった。特に、相手に批判をされたりすると、どう切り返せばいいか、言葉に詰まって、頭が真っ白になってしまうのだ。Fさんの回避型のスタイルは、生来の自閉症スペクトラム的な遺伝的気質に加えて、対人関係での失敗や否定的な体験を積み重ねる中で、悪化していったと思われる。

Fさんの趣味は将棋だった。そこで、同好の士が集まるような場に出てみてはどうかと勧めてみた。そのうち、彼は、近くのコミュニティーセンターで、毎週、将棋の集まりがあることを調べてきて、そこに参加し始めた。年配のメンバーが多く、若手が来たというので、彼はとても歓迎された。Fさんも、相手が女性や同年代の人だと緊張するが、年配の人だと安心感をもつことができた。二、三年の間、ほとんど母親としか会話をすることもなかったFさんが、毎週、将棋の集まりに通い、メンバーたちとしだいに冗談を言ったり、気楽な会話を交わしたりするようになった。

そのうち、対人関係に対する自信のなさも薄らいできて、また働いてみようかと口にするようになった。同年代や女性の割合が少ない職場に的を絞り就職活動をした結果、みごと面接にも合格できた。再就職後も、以前にはないスムーズさで、職場に溶けこんでいる。

将棋クラブで、自分を受け入れてもらえた体験は、社会的スキルの訓練にとどまらず、傷ついたプライドを癒し、Fさんの自己肯定感を回復する上でも、とても重要な役割を果たしたと言えるだろう。

回避パターンに陥っている場合、まず、その人を受け入れてくれる集まりがないかを考えてみることは、回復への重要な手がかりとなる。

人とのつながりが人生を動かす

この章の最後に、私自身の体験について記そう。

私自身、学生時代、回避のワナに陥ったことがある。東京大学に入ったものの、一年目の途中から講義にも出なくなり、昼夜逆転の生活をして、ひきこもり状態になってしまったのだ。

思い起こせば、講義自体、まったく面白みがなかったわけではない。聴けば、それなりに得るものはあっただろう。しかし、しだいに出なくなったということは、そこから得られる報酬以上に、苦痛が大きかったということになるだろう。

苦痛の一つは、大勢の人と顔を合わすことだったかもしれないし、一時間半の間、ずっと座って受動的に話を聞いていなければならないことでもあっただろう。また、休みがちになってからは、同級生と顔を合わすのがバツが悪いとか、疎外感を味わうのではないかとか、講義の内容がわからなくなってしまっているので、今さら行っても仕方がないといった思いもあっただろう。語学のクラスでは、指名されてもうまく答えられないのではないかという不安もあった。こうした、他人と接することで生じる緊張、疲労、失敗に対する恐怖、疎外感といったものが、苦痛の正体だったように思う。

ただ、体育の授業だけは、出席しないと上の学年に進級できないので、いやいやながら出席していた。二日酔いでソフトボールをして、ひどく気分が悪くなったこともあった。体育は週に一回だったが、それでどうにか同級生と顔つなぎができていたという面もある。また講義は出ないのに、体育には出るというのは、留年になるというリミット・セッティングも利いていたのだろうが、それとともに、講義のときのように窮屈さを感じなくてよかった面もあったのかもしれない。私の場合、黙ってじっと座り、人の話を聞いているのが、人と顔を合わす以上に苦痛だったのである。

そんな状況が半年、一年と続くことになる。心配した友人がときどき部屋に様子を見に来てくれたり、試験のときにノートを貸してくれたりしたが、かといって、今さら講義を聴きに行く気も湧《わ》かない。いっしょに酒を飲みに行っても、講義には出ようとはしない。そんな状態が固定化していたわけだ。

だが、留年するつもりはもともとなかった。試験だけはちゃんと受けて、低空飛行でも、進級するつもりだったのだ。

ところが、その目算が外れることになったのは、まったく些細なアクシデントからだった。フランス語の試験の日に起きられなかったのだ。試験勉強もして、受ければ十分合格する自信があったのだが、寝過ごしてしまったのだ。目覚ましは鳴ったはずだが、私はそれを無意識に止めて、寝続けていた。身に着いた怠惰《たいだ》のツケか、それとも、私の無意識が進級を望まなかったのか。それは、未だにわからない。ただ、そのときは、とてもショックだった。必須科目のフランス語を落とせば、留年が自動的に決定してしまうからだ。

だが、単に留年が決まったことによるというよりも、それが、まったく思いもかけない形で決定されてしまったということに愕然《がくぜん》としていた。試験を受けて、点数が足りなかったとなれば、仕方ないと思えただろう。だが、試験を受け損なって留年というのは、何か根本的な前提がまちがっているという気持ちになったのだ。

自分が自分の人生をコントロールできないという感覚は、とても気持ち悪いものだ。何か肝心な部分がおかしいという気持ち。自分が軌道から外れ、思いもかけない方向に失速し始めているような、不確かで頼りない感覚に囚われていた。それは、私の本格的な迷走の始まりでもあった。

余計にまずかったのは、フランス語以外の単位は取ってしまっていたことである。東大の奇妙な制度なのだが、私はそのままいったん進級し、二年の前期が終わるまでそのまま進み、その時点で、もう一度一年の後期に学年が下がる「降年《こうねん》」という制度の対象となった。実質的には、私はその年の秋まで半年間何もすることがなくなり、秋からフランス語を取りなおせばいいということになった。体育に出る必要もなくなったのだ。

私は、この時間を何か有効に使うことで、気持ちを立て直そうと思い、本を読んだり小説を書いたりした。だが、自由な時間を得たことよりも、外界とのつながりがなくなったことのマイナスの方が、結果的に大きかったように思う。昼夜逆転とアルコールへの逃避、無気力な生活とたわごとに近い空想。

そんな中で半年が無為に過ぎていき、秋になった。今度こそ授業に出て、フランス語の単位を取らなければならない。しかし、降年したのだから、一学年下の学生がいるクラスに出なければならない。それは、あまりバツの良いものではない。おまけに、一学年下のフランス語クラスには、心理学研究会というサークルで顔見知りだった後輩の女子学生もいる。彼女はときどきフランスにも出かけているという話で、フランス語にはとても堪能《たんのう》そうだ。彼女と同じクラスになるかどうかはわからなかったが、万一同じクラスだったら、どうしようという思いがあった。若さゆえのプライドもあった。後輩だった女性の前で、自分の無能ぶりをみじめにさらけ出すというのも、正直避けたい事態であった。

そんな気持ちを抱えたまま動けないでいたある日、私は何かと相談に乗ってもらっていた人に事情を打ち明けた。すると、その人はカラカラと笑ってから、「そんなことなら、気にすることはないよ。自分が思っているほど、周りは気にもしていないし、オカ（私のこと）の他にも、そういう連中はいるだろう」と気楽に言った。

簡単に言ってくれるなと思い、あまり心も動かされなかったのだが、次にその人が言ったことが、私の運命を変えた。

「作家の〇〇っているだろう。あいつも留年したらしいよ。そんで、久しぶりに授業に出て、横に座った後輩の女子学生が、奥さんになったんだって。オカも、案外、出会いがあるかもよ」

その言葉を聞いたとき、私ははっとした。図星《ずぼし》を突かれたというか、啓示を与えられたような気がしたのだ。私は、自分がその女子学生に好意を寄せていることを自覚するとともに、何かが起こりそうな予感を覚えたのだ。

私は自分が運命の岐路にいるような気がした。傷つくことを避けて、ひきこもりを続け、自分を受け入れてくれる人とだけの狭い世界に住み続けるか、勇気を振り絞って、失敗や傷つくことを恐れず、見知らぬ可能性に向かって開かれた世界に打って出るか。その新たな可能性の象徴が、後輩のその女性だった。

しかし、それは馬鹿げた妄想かもしれなかった。クラスに出たところで、その女性は別のクラスにいて、影も形もなく、とんだ空振りに終わるかもしれない。逆に、彼女がクラスにいたらいたで、好意をもった女性の前で、赤恥をかくことになるかもしれない。どっちにしても、それまでの自分なら、回避したい状況だ。授業に出なければ、どちらの苦痛も味わわずにすむからだ。代わりに独学で勉強して、試験にだけ合格すればいいやと思ったかもしれない。

だが、私は初めて、もう逃げないでやるしかないという気になった。結果を恐れずに、思い切って行動しようと思ったのだ。彼女に対する思いが原動力として作用した面もある。同時に、恥をかくことを恐れていることの方が恥ずかしくなってきた。

私は覚悟を決め、秋からフランス語の授業に出てみた。すると、彼女が、同じクラスにいるではないか。私はそれから欠かさず授業に出て、少々わからないところがあってもかまわず、積極的に手を挙げて、テキストを読み、訳すことに挑戦した。怖気《おじけ》づいて小さくなっているると思われたくなかったのだ。もちろん、それなりに予習もした。

そのうち、他に誰も訳す者がいないとき、教官は私を指名してくれるようになった。私がきちんと予習していることを知っていたからだ。後にも先にも、あれほどきちんと予習をして授業に出たのは、あのときだけだった。半年が経つころには、私は自分の能力に対して少し自信を回復し、自分が恐れていたことが、逃げていたがゆえに生み出された幻影だったことを知った。

再び二年生になったころ、私はその女性を読書会に誘って、いっしょに哲学書を読むようになった。そのとき読んだのが、ショーペンハウエルの『意志と表象としての世界』だった。驚いたことに、彼女も、その本に興味があるとのことだった。われわれは意気投合し、未来が開けるかにみえた。

が、結果的に恋は実らず、半年後に読書会が終わりを告げるころ、奇妙な形の〝デート〟は終焉を迎えることとなった。私は哲学科に進み、成績優秀な彼女は国際関係論に進んだ。さらに一年後、私は哲学科を中退して、医学の道に向かうこととなり、二度と二人の人生が交わることはなかった。

しかし、私を回避のワナから救い上げ、失われかけていた自分への信頼を取り戻させてくれたという点で、彼女は、私にとっては恩人だったと言える。やはり、人生を動かす最大の力は、人とのつながりではないかと思う。

第七章　愛着を修復する

人を癒し回復させるものは何か

カウンセリング、認知行動療法、対人関係療法など、さまざまな心理技法や治療法がある。同じ技法をもちいても、それを行なう人や、それを受ける人によって、良くなる場合もあれば、あまり効果がなかったり、逆に悪化してしまう場合もある。こうしたことから、本当に改善や回復に役立っているのは、治療技法そのものというよりも、関わることから生じる何か別の要素ではないのかということが久しく言われてきた。

ある研究（Zuroff & Blatt, 2006）では、重症のうつ病の患者に対して、対人関係療法、認知行動療法、抗うつ薬イミプラミン＋臨床的な管理、プラセボ（偽薬）＋臨床的な管理の四つの治療法がアット・ランダムに割り当てられ、十六週間の治療の後、その効果が調べられた。

すると、効果を左右するのは、どの治療法を選択したかではなく、まったく別の要素であることがわかった。その要素とは、治療者と患者との関係の質であった。すなわち、患者の気持ちを正確に汲みとり、どんなときも患者を肯定的にみて、居心地の良い関係を保つとき、うつが改善し良好な状態が維持されたのだ。こうした効果は、治療法に無関係であったばかりか、患者の特性や病状の重さにも関係なく認められたのである。

この結果を報告した研究者たちは、治療者との関係の中で、患者の自己イメージや他者イメージがポジティブに変化することによって、改善効果がもたらされたのではないかと推測している。

このことの意味は、愛着という観点からみると、さらに明白となるだろう。共感的で肯定的な応答や居心地のよい関係とは、まさに「安全基地」と呼ばれるものの特性に他ならない。つまり、治療法が何であれ、治療が成功すると、その根底で起きていることは、治療者が安全基地となり、愛着が安定化することによって、否定的な感情や認知が、肯定的なものに変化したことによると解することができるのである。

結局、小手先の治療技法や薬物には、それほど大きな意味はなく、その人の安全基地となることが、何よりも大きな治療効果をもたらしたということを、この事実は示していると言えるだろう。

実際、うつの治療がうまくいって症状が改善するとき、その人の愛着スタイルが安定したものに変化することが、いくつかの研究によって確かめられている。このことは、うつだけでなく、パーソナリティ障害や摂食障害、不安障害など、ほとんどすべての精神疾患について言えることである。

安全基地が生むマジック

愛着を安定化させることが、生きづらさや社会不適応といった問題を改善するカギを握っているということである。言い換えれば、問題自体を改善しようとすることよりも、まず優先すべきは、愛着の安定化であり、そうすると、自然に問題もやわらぐということである。

多くの人が失敗するのは、問題自体に目を奪われ、そちらを何とかしようと血眼《ちまなこ》になるあまり、愛着はますます傷つき、ぎくしゃくして、結果的に問題がいっそうこじれる展開に陥ってしまうためである。

問題にあまり囚われず、愛着の改善に努めることが重要なのである。その場合のポイントは、安全基地を確保することである。安全基地が確保されると、愛着も安定化し始める。すると、放っておいても、問題になっていた症状や行動は減っていく。力ずくで動かそうとしてもビクともしなかったものが、自然に動き始め、肝心な方向に向かい出す。周りの人がその人に「何かをしろ」とひと言も命じなくても、自分から行動を起こし始める。それが安全基地のマジックである。

こちらからその人に何かをするというよりも、その人の安全基地であり続けること自体が、治療にも支援にも、もっとも役立つのである。この点を多くの人は誤解している。治療や支援は、改善に向けて有効な働きかけを行なうことだと思いがちだが、問題を改善しようとする余り、関係自体が悪化したのでは、逆効果なのである。安全基地としての機能が失われてしまっては意味がない。

そうではなく、本人が今求めていることに応えていく中で、安定した関わりを維持し続けることが、愛着の安定はもちろん、本人が問題を克服したり、可能性を伸ばしていくのを助けることにも役立つのである。

もっとも、問題を指摘して改善を迫る場合もある。安全基地とは、決して都合のいい逃げ場所を、際限なく一方的に提供することではない。あくまで自立を前提とした支えであり、相手にもそれなりの努力と自制を求めることは必要である。

親しき仲にも礼儀ありというように、支え手も、負担や苦痛が大きくなりすぎれば、支え続けることができなくなってしまう。それは、結局、安全基地を失わせ、状況を悪くすることにつながる。そうならないように、信頼関係を維持する上での脅威となることは封じておく必要がある。

とはいえ、安全基地でいるためには、厳格にルールを強要しすぎるのはよくない。それは、安全基地とは正反対の方向だ。傷が深く愛着が不安定な人ほど、大きく受け止めてあげる必要がある。小さなことにいちいち目くじらを立てていたのでは、安全基地には程遠い。悪い点には寛容で、良い点に目を注ぎ、その人の気持ちに寄り添う心の大きさが求められるのである。

回避型にとっての良い安全基地とは

安全基地とは、安心感を回復させてくれる存在である。ひと言で言えば、どんなときであれ、「大丈夫だよ」と言ってくれる存在である。

その基本的なスタンスは、共感的な応答である。相手が求めたときに、相手の気持ちに立って応えるということである。求めているのに無視したり拒否したりすれば、それは安心感を傷つける。また、求めてもいないのに一方的に押しつけたり、お節介な口出しをすれば、安全感や主体性を損なってしまう。本人のペースと意思を尊重することが重要になるのである。

親子やパートナーの間で、安全基地が安全基地でなくなってしまう場合に起きやすいのは、相手を自分の思い通りにしようとすることである。たとえわが子や配偶者であっても、独立した人格をもつ存在として尊重し、主体性を侵害しないように細心の注意を払う必要がある。遠慮のない関係イコール、安全基地というわけではない。相手が、仕方なく合わせているだけで、本音では嫌がったり、迷惑しているという場合もある。「腫《は》れ物に触るように」という言葉はネガティブな意味で使うことが多いが、むしろそれくらいの慎重さが必要である。実際、愛着に傷を抱える人は、その傷が化膿《かのう》して腫れているようなものであるから、手加減もなく触ったりして、いいわけがない。

回避型の人に対する場合にも、このことは重要である。こちらは親しみをもって、軽い冗談のつもりで言ったことでも、相手はひどく傷ついて、侮辱されたと思っているかもしれない。善意で助言したことも、説教されたと受けとり、反発や敵意を抱いてしまうかもしれない。

自分の安全が脅かされていると、誰も心を開くことはできない。力ずくで心を開かせようとしても無駄である。自分の安全が守られてはじめて、相手に心を開くことができる。そこから回復のプロセスが始まる。そして、回復がある程度進んではじめて、自分だけでなく、相手や周囲の人もまた、慰めや支えを必要としている同じ一人の人間だということを理解するようになる。それまでは、自分の苦しさしか見えず、相手の非ばかりに苛立ちを向けてしまう。

つまり、他者への共感が生まれるのは、その人自身に共感や支えがたっぷり与えられ、その人自身の安全感が十分に回復した後なのである。その人自身が大丈夫だと感じたとき、はじめて他者に対する思いやりをもてるようになる。

このことは、回避型の人と安定した関係を築いていくにあたって、とりわけ重要である。回避型の人は、他者に対する共感や気遣いがもともと乏しい。そのため、周囲の人は、回避型の人に対して、思いやりや配慮がないと不満を抱きやすい。支えとなろうとする人にとっても、反応が乏しい態度は、ストレスになる。特に認められたいという思いが強い不安型の人には、回避型の人の反応は温かい心に欠ける、冷たい態度として映り、不満を抱くことになりやすい。我慢していても、そのうち怒りが爆発するようになる。「自分勝手」「何の思いやりもない」と非難の言葉を浴びせるようになる。いったん堰《せき》が切れ始めると、些細なことですぐになじるようになる。

しかし、回避型の人からすると、その非難がまったくピンとこない。自分なりに努力しているのに、取るに足りないことで大げさに責められているように感じる。なぜなら回避型の人にとっては、共感や思いやりといったことは、それほど重要なことに思えないからだ。口先で「気をつける」と反省したとしても、行動が改まることは難しい。心の底から、そのことの重要性に気づくわけではないし、共感や配慮を急にもてるようになるわけでもないからだ。そのため、前と同じように無関心で思いやりの乏しい態度を見せてしまう。

すると、ある種のアレルギー状態となった不安型のパートナーや身内は、即座に過剰反応して、不機嫌な態度や激しい口撃で応じるようになる。こうして、回避型と不安型の組み合わせ（カップルが典型だが、それ以外の関係でも多い）の不幸な関係が生まれる。

不安型のパートナーが、関心や愛情の証を求めようとして、回避型の相手を責めれば責めるほど、相手は、ますます安全感を脅かされ、心を閉ざし、もっと距離をとることで自分を保とうとする。親密さとは逆の方向に、どんどん遠ざかっていくのである。回避型の人にとって、安全基地でなくなった不安型のパートナーは、苦痛の種でしかなくなる。そして最悪の場合、関係自体が終わってしまうのである。

沈黙を無視と受けとらない

そうした不幸な悪循環を避け、回避型の人と良い関係を築いていくためには、まず、回避型の人の特性を常に念頭におく必要がある。回避型の人は、苦しいときほど、関わりを避けようとする。素直に苦しさを表現したり、甘えたりできないからだ。だから逆に心を閉ざしてしまう。黙りこんだり、素っ気ない態度に出たとしても、それは、悪気があってそうしているわけではないのだ。

「また黙りこんで」とか「何も言ってくれない」と責めたりすれば、ますます安全基地でなくなってしまう。「何も言わなくていいよ」と言うのもいいし、その人が感じているであろうことを汲みとって、「もしかして、〜と思っているのかな」と訊ねてみるのも一つだろう。そして、反応を見る。しかし、答えてくれるかどうかにはこだわらない。「そんなんじゃない」と否定すれば、「じゃあ、どんなふうに思っているの?」と聞けばいい。ただし、問いつめてはいけない。答えない自由を保証することが、話してもらうこと以上に大事である。

大原則は、相手の領域を脅かさず、共感的で肯定的な応答に努めることである。そのために、まず大事なのは、相手をなじったり責めたりしないことである。相手のペースや関心に合わさねばならない。そうしているうちに、しだいに自分から心を開くようになる。沈黙も、それでいいのだと受け止め、気長に待つことである。本当に安心できたときには、なんでも話せるようになる。話せないとしたら、まだその準備が整っていないのだ。

そうして安全基地となる努力をし、互いの関係を良好で安定したものに変えていくことで、回避型の人は元気づく。対人関係が改善し、仕事や勉強で成果が挙がりやすくなるだけでなく、支えてくれた存在への思いやりや感謝の念を生むことにもつながる。

いなくなっても心の中に存在し続ける

書道家の武田双雲さんが、ご自分の子ども時代について語っている。

双雲さんは、一風変わった子どもだった。他の子どもとは違うことに夢中になってしまったり、教師に気になったことを質問して授業を止めてしまうようなこともあった。中学生のころには、仲間はずれになって、つらい時期もあった。

今でいう「空気が読めない」ところがあったのかもしれないと、自ら述べているが、そんな双雲さんを、両親は、いつも「お前は天才だけん」と肯定してくれたという。双雲さんが書の路上パフォーマンスを始めたとき、衆目の冷たい視線に耐えられたのも、両親から肯定され続けた言葉が、いつも彼を守ってくれたからだった。それは、ご両親が安全基地として機能していたということであろう。

安全基地となる存在は、その人を直接支えるだけでなく、顔を合わすことがなくなってからも、心の中に存在し続けることで、その人を守り続ける。

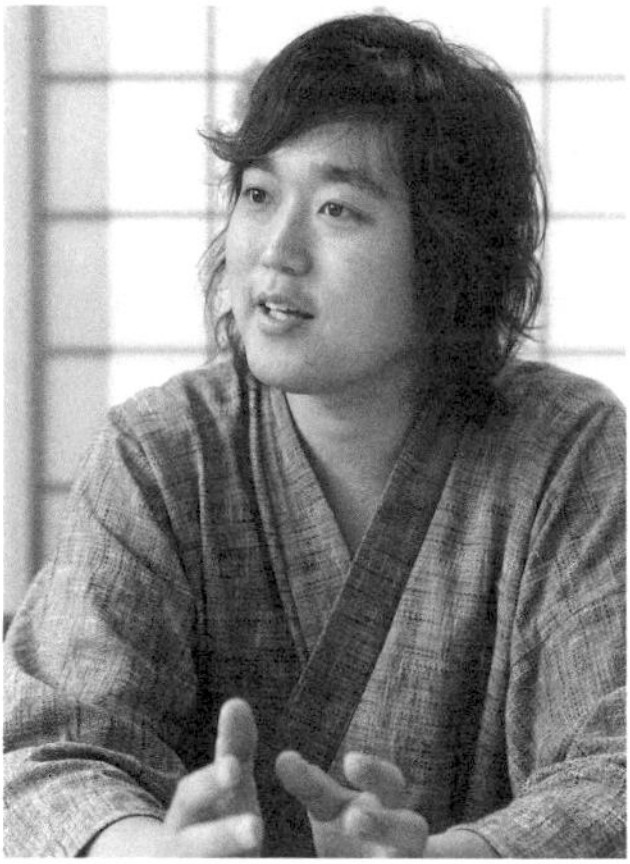
武田双雲（写真提供：共同通信社）

『ホビットの冒険』『指輪物語』など、児童文学の枠を超えた、壮大な神話的物語の作者として知られるイギリスの児童文学作家ジョン・ロナルド・ロウエル・トールキンは早くに父母を失い、孤児という境遇で、オックスフォード大学の言語学の教授になった人物でもあった。

両親を失い、孤児となったトールキンの場合、そんな淋しく過酷な境遇が影響しないわけにはいかなかった。それでも、トールキンは実生活の面でも、創造的な活動の面でも、とても実り

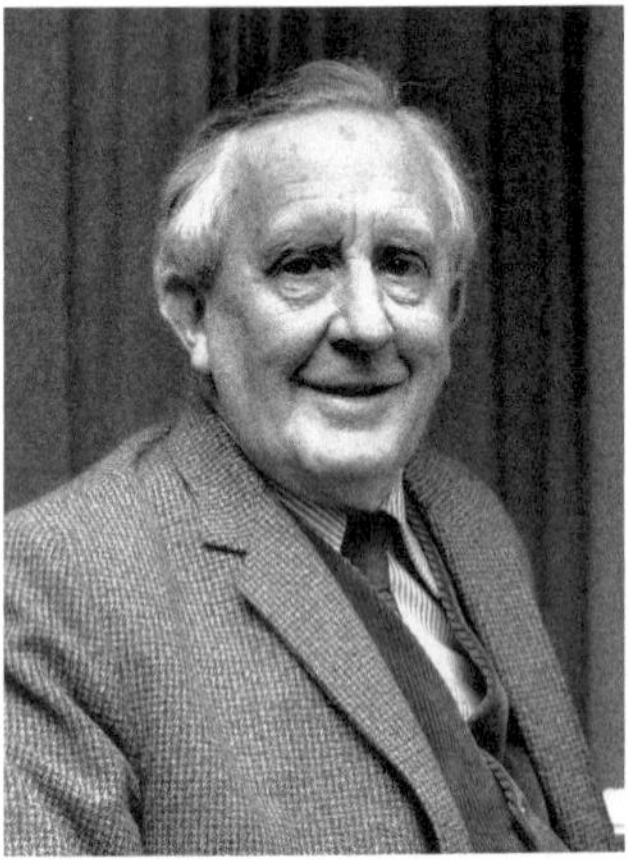
ジョン・ロナルド・ロウエル・トールキン（写真提供：AP／アフロ）

多い人生を送ることができた。寄る辺ない身の上からくる消極性やいじけたところがあまりなく、のびのびと過ごすことができた。それを可能にしたのは、彼が生前の母親からとても愛されて育ったということであった。

銀行員だったトールキンの父親は、活路を求めて南アフリカの任地に赴《おもむ》いたものの、トールキンが三歳のとき、病気で亡くなってしまう。母親のメーベルは、トールキンと、まだ一歳の下の息子を抱えて、わずかな収入で暮らしていかなければならなくなった。しかも、事態をいっそう困難にしたのは、母親が周囲の反対を押し切って、亡き夫と同じカトリックに改宗したことだった。イギリスの主流派はイギリス国教会で、周囲もみんなイギリス国教会だった。だが、母は強い信念の人で、自分の信仰を貫く。しかし、そのあおりで、それまであった援助は打ち切られてしまった。

母親のメーベルは、経済的にも社会的にも苦しい状況におかれたが、常に息子を愛し、大切に育てた。教育についてもできる限りのことをした。

トールキンの語学の才能に気づくと、それを伸ばせるように手を尽くした。学校の授業内容が物足りないものであったときは、自らラテン語やフランス語を教えたし、息子の語学の力を伸ばすのに適した学校に通えるように引っ越しもした。そんな母親に見守られながら、トールキンは奨学金の助けも借りて、キング・エドワード校という名門校で学ぶことができた。

母親はトールキンが十二歳のときに病気で亡くなってしまうが、神父が後見人としてトールキンの父親代わりになってくれたのも、ある意味、彼女のわが子に対する深い思いゆえのことであった。子ども時代、安全基地にしっかりと守られて育った者は、生涯続く安心感というものを手に入れる。安心感の源泉となった母親がたとえ亡くなってしまったとしても、心の中に、「安全基地」として存在し続けるのである。

安心感と関心の共有が心の扉を開く

回避型の人は、他人との接点が少なく、ごく限られている。だが、まったく接点がないわけではない。回避型の人の場合、外との窓口の役割を果たしているのが興味の領域である。そのため、興味を共有することが、回避型の人との関わりにおいては、とりわけ重要になる。

自分が興味をもっていることに関心をもってくれているということが、親しみの原点なのである。支え手にとっては、回避型の人と関心を共有できないまでも、それに対して敬意を払い、相手が語ることに共感しながら耳を傾けることが、信頼感を高める。

演出家の宮本亜門さんは、子ども時代、学校にも友だちにもうまく溶けこめず、不登校になったことがあった。小学校に上がらないうちから日本舞踊を習い、小学校五、六年のころから、仏像に興味をもったという亜門さんの趣味を理解できる同い年の友だちなどいなかったのである。

一年ばかりもひきこもって暮らした亜門さんは、母親の勧めで精神科を受診することになる。不安な気持ちを抱えて診察椅子に座った亜門さんに、担当した医師は親しげに話しかけ、亜門さんの日々の生活や関心をもっていることについて興味津々の様子で聞いてきたという。さぞ嫌なことを聞かれるのではないかと防御を固めていた亜門さんは、すっかり拍子抜けし、日本舞踊や仏像について語ったのだった。すると、医師は、「きみの話は、面白いね」と身を乗り出し、実は自分も仏像が好きなのだと打ち明けたのだった。

そこからしだいに、子どものころのことや親とのこと、自分の抱えている苦しさなどを話すようになった。その中で、失っていた自己肯定感や安心感を取り戻していったのだ。亜門さんは、ひきこもりを脱し、再び登校するようになる。

主体性と責任の回復

無気力で、投げやりになっている状態。それは、主体性を奪われた結果、自分に対する責任を放棄している状態である。回避型の人が自分の人生から逃げているときも、同じことが起きている。その場合、主体性と責任を回復させることが、無気力で投げやりな状態から脱することを可能にする。

そして、主体性と責任を取り戻させるために、もっとも有効な道が、その人の安全基地となることなのである。安全基地として機能し始めると、しだいに気持ちや意思を話せるようになる。最初は用心しながらでも、だんだんと本音の部分が語られるようになる。そこから変化への大きな力が生み出される。その人の安全基地に徹するということが、なぜ変化や回復する力を生むのかと言えば、安全基地という関わり方が、生きる力の源である主体的なエネルギーを活性化させるからである。本人の主体性を侵さず、自由意思にゆだねることで、本人が本来担うべき責任を本人のもとに返す。余計な手出しや邪魔をせず、ありのままを肯定することで、その人本来の輝きが戻っていくのである。

ただし、一足飛びに、回避を脱せられるわけではない。ひきこもりのような深刻な回避にまで陥るのには、それなりに長い時間とプロセスがあるため、一朝一夕《いっちょういっせき》でそれを元に戻せるわけではない。

回避を脱したいという願望が出てきたとしても、同時に、回避することにしがみつくしかないという気持ちも強い。「今さらやっても、もう遅い」「どうせうまくいかないに決まっている」「やって失敗するのなら、しない方がまし」といった弁明も、よく聞かれる。これは前章で扱った回避を合理化する思考である。その思考を払拭《ふっしょく》し、新たにチャレンジをしてみようという勇気を与えるのも、安全基地となる存在に見守られているという安心感なのである。

直接のきっかけと、根底にある問題

回避が長く続いてしまっている場合、傷ついた体験があって、その状況を避けるために回避が生じているだけではないことが多い。回復に手間どるケースの大部分は、回避型の愛着スタイルを根底に抱えていて、それと回避との両方が重なることで、回避のワナから余計に

抜け出しにくくなっている。

そうした場合、回避の部分にだけいくら働きかけても、なかなか事態は改善しない。愛着の問題を突き止め、そこを手当てしながら、同時に愛着の安定化を図っていく関わりが求められる。

Kさんは、長くひきこもりの状態が続いた後、筆者のクリニックを訪ねてきた。Kさんは、能力的にも体力的にも、社会に出るのに支障がありそうになかった。しかし、彼は、社会に出ることに対してすっかり自信を失っており、家庭内でも、両親とぎくしゃくしがちな状況が続いていた。

Kさんには、リーダー的な存在として活躍していた時期もあった。そんな彼がひきこもりに至るには、何か傷つく体験があって、現実回避が始まっているのに違いなかった。

実際、Kさんは、これまでのことを整理しながら話す中で、いくつか、対人関係が消極的に変化するきっかけとなった体験を語った。その一つは、自分がリーダーとして頑張っていたつもりなのに、いつのまにか周囲から孤立しているのに気づいたときのことだった。自分が「裸の王様」になったような恥辱を感じ、Kさんは、結局、事態を収拾できず、リーダーの座を投げ出してしまったのだ。

もう一つは、学校に通っていたころ、些細なひと言で友だちとトラブルになり、そのことでクラスに居づらくなったことである。そのとき初めて、自分に対する反発が、友だちだと思っていた人の心にも存在していることを見せつけられ、愕然とした。本当に助けになってくれる存在が誰もいないという気持ちを味わった。

いずれのエピソードも、他人に対する信頼感を揺るがせかねない体験であり、その後のKさんの行動に深く影響したものと思われた。そんな体験をすれば、積極的に対人関係を求めるよりも、距離をおいた関係にとどめた方が安全だと感じたとしても不思議はないだろう。

だが、もう少し踏みこんでみていくと、どちらのエピソードも、周囲との気持ちの行き違いからくるものだということがわかる。つまり、これらのエピソードがきっかけとなって、対人関係に消極的になるより前に、すでに気持ちの擦れ違いを起こしやすい傾向を、Kさんは抱えていたということになる。

浮かび上がる愛着の問題

そこで、もう少し遡って、Kさんの人との関わり方をみていくと、さらに根底にある問題が浮かび上がってきた。

Kさんは、集団でいるときには、他の人とも気楽につきあえるのに、二人きりになると気づまりな感じを意識するという。その感覚は、小学校高学年のときに始まった。そのころから、親や教師に対して反抗的になり、特に母親とは顔を合わせるたびにいがみ合っていたという。

二人になったときの気まずさの由来を探ると、Kさんは、父親といるとき、同じような気まずさを強く感じるという。父親は、家庭では無口で、ほとんど話をしない人だった。話しかけても、何も答えが返ってこない。突き離されたような感じで、そのうち話しかけることもなくなった。ただ、父親を求める気持ちがまったくないわけではなかった。本当は何か言ってほしかったのだ。しかし反応を求める気持ちと、何も反応がないことへの苛立ちが、気まずさを強めることになったと思われる。

友だちや他の大人との関係もそうだった。一歩踏みこんだ親しい関係を求めたい気持ちと、「どうせ受け入れてもらえない、わかってもらえない」という諦めのような気持ちの間で、二人きりになると、何か気づまりで嫌な感じに囚われるのだ。

一方、母親に対しては、もっと気楽に話すことはできたが、母親もKさんの気持ちを、そのまま受け止めてくれるタイプではなかった。教師だった母親は、何かと教えようとしたり指導しようとした。Kさんの間違ったところやできないところばかりにすぐ目がいって、それを正そうとするのだ。ただ聞いてほしいことにも、余計な評価や指導が入るのである。

小学校低学年くらいの間は、それでも言われるままに聞いていた。だが、思春期になるころから、「そんなことは聞いていない」「教えてくれと頼んだ覚えはない」という反発の方が強まってきた。Kさんは、口答えや反発を繰り返すようになる。それが、しだいに、母親と口を利くたびに、諍いになるという状態を生み出した。毎日のように言い争いが繰り広げられた。口を開くとケンカだった。

そんな状況で、母親が「安全基地」として機能するはずもなかった。母親しか相談する相手はいなかったが、その母親は、Kさんが心の中で求めていたように、ただ話を聞き、気持ちを受け止めてくれるという対応とは、およそ反対のことしかしてくれなかったのである。

Kさんも母親も、なぜそんなにぶつかり合い、ケンカばかりして過ごさなければならないのか、わからなかった。ただ、母親は自分が正しいと思っていることを言っているだけだっただろうし、Kさんの方も、嫌でたまらないことをされて、そう反応するしかないと感じていたはずだ。お互いが自動的に同じ反応を繰り返して、その状態が性懲りもなく十年以上も続いてしまっているのだ。

この、自動的にスイッチが入ってしまうような行動パターンは、そのことを自覚して修正しようとしない限り、延々と続いてしまう。その結果、大切な成長期のKさんの心に植えつけられた思いは、「他人は何もわかってくれない。ただ責めるだけだ」という認識であった。

その結果Kさんは、誰に対しても必要以上に攻撃的な態度をとるようになっていった。これは、回避型の人にしばしば見られる防御反応の一つである。親しみを求めて近寄ってくる相手に対して、見下したり、疑うような態度をとった。本心を見せることも、心から打ち解けることもなく、誰に対しても信頼を寄せることはなかった。状況しだいで、すぐにそっぽを向き、周りの人が困っていても、関係ないという冷ややかな態度をとった。

これでは、誰であれ、離れていってしまう。そこには、人間としての絆を結ぶために必要な、共感的な応答や自己開示といったものが欠如しているからだ。情緒的なつながりである愛着や信頼は、そうしたものを通してしか培われないのである。

話を通して、Kさんの回避的な対人関係のスタイルが、どこに由来し、それがどのように、これまでの人生に影響してきたかが、しだいに見えてきた。ひきこもりという現状も、その結果にすぎなかったのである。

自分を縛っているものを自覚する

こうした振り返りと再体験のプロセスを経る中で、自分を回避へと向かわせていた外傷的体験の記憶がよみがえってくるとともに、さらにその根底にあった親との不安定な愛着という問題が自覚されるようになる。

ただ、こうした作業は、往々にして苦痛を伴うものであり、その過程で、眠りが浅くなったり、落ちこんだりすることもある。自分が避けていた問題に向き合うことを求められるのであるから、それは自然な反応である。

だが同時に、こうした本質的な問題に取り組むことには、心を活性化し、エネルギーを高める力もある。抑えこまれてきたものが放出されることによって、膠着状態が破れるのである。こうしたプロセスが、本来の変化を起こすためには不可欠なのである。

自分を縛ってきたものが自覚されるにつれ、少しずつ変化が生じる。このとき、その変化のエネルギーを、回避していた状況から主体性を回復しようとする方向に働くように、うまくつなげていく必要がある。

というのも、最初のうちは、まだ変化の方向が定まらず、ただ現状にイライラしたり、昔の出来事ばかりに囚われたり、親に問いつめようとしたり、それがうまくいかないと、ふさぎこんだり、攻撃的になったりして、「悪化」したように見えることもしばしばだからだ。これは、高まったエネルギーをどこに向ければいいのか、本人も戸惑っているような状態と言える。

だが、この反応が、回避を脱するためには必要なのである。自分を縛ってきたものを、かなぐり捨てるためには、少しばかり攻撃的になる必要があるし、特に親から支配されてきたというケースでは、親に対して反発が出てくる必要がある。ただ、それが周囲との摩擦に浪費され、空回りに終わってしまってはもったいない。変わろうとするエネルギーを現実的な変化につなげていく必要がある。

そのためには、ある時期から現実的な行動を促すことが必要になってくる。「もう動く時期が来たよ。動いても大丈夫だ。準備は整った」ということをメッセージとして伝え、本人の安心感を脅かさない範囲で、肩を押す。一歩踏み出せるように、そっと、場合によっては力強く押す。

時期が来ていれば、軽く押しただけで、動き始める。過去を振り返るプロセスから、今の自分を変えていくという現実の課題に目が向き始める。それは、自分を縛っていたものがほぐれ始めたことのあらわれである。

Kさんの場合、「そろそろ行動を起こしてみたら」というひと言で、仕事探しを始め、半月後には仕事を始めた。焦って頑張りすぎたり、疲れから不安定になることもあったが、そこを乗りきると、落ち着いていったのである。

愛着の傷を癒す

回避型の愛着スタイルも含め不安定な愛着スタイルは、愛着が傷を受けたことから始まっている。その起源を思い出すことが困難な場合も多いのだが、ある時期までは、安定した愛着を形成していたという場合には、愛着が傷を受けた状況を回想し、自覚できることがある。無自覚な場合に比べ、自覚できる場合は回復のチャンスがそれだけ大きくなる。

愛着が何段階かで傷を受けているという場合もある。無自覚な傷に、自覚された傷が加わっているというケースも多い。そんなときは、記憶にある傷を自覚するだけでも、回復の手助けとなる。

記憶にない傷は自覚しようがないかというと、必ずしもそうではない。傷となった直接の出来事自体は自覚できないとしても、その痕跡はさまざまな形で尾を引いているものだ。親に対して何となくよそよそしい気持ちしかもてないとか、反発や嫌悪を感じる、怖いと思ってしまうといった自分ではコントロールのできない反応も、こうした〝痕跡〟を示していると言えるし、何か腑《ふ》に落ちない場面や違和感を伴う出来事が記憶に残っている場合もある。そうした生理的な反応や記憶の破片は、抑圧しきれない愛着の傷の〝痕跡〟であることが多い。

その後、親や周囲から聞き知った状況から、記憶もない時間に、その人がどのように扱われ、暮らしていたかを推測し、再構成することは、さほど難しいことではない。ある程度、大人になると、自分の身に何が起こっていたかを、ほぼ正確に知ることは、その気になればできることだ。ただ、傷が深すぎると、向き合う勇気がもてず、自分の過去を封印したままに過ごしてしまうことも多いが。

人生の壁にぶつかったり、行きづまったとき、現在直面している問題だけでなく、その人がずっと放置してきた問題が改めて疼《うず》き始めるということも多い。存在を揺さぶられるような体験をしたとき、人は自分を根底から見直し、基盤から立て直す必要に迫られるのである。

それは、ピンチであるが、同時にチャンスでもある。大地震が来て、家が半壊することが、今まで放置していた欠陥に取り組み、もっと堅牢《けんろう》な家に造り直す機会となるように、つまずいたときは、愛着の傷という問題に向き合い、それを修復する好機なのである。

修復を求めて、問題が起きているということすらある。そうした場合には、愛着の傷にきちんと手当てをする対応をしない限り、事態は一向に改善せず、問題が長引くこととなる。

回避という防衛がとても強い場合には、自覚的な作業が困難なので、修復に長い時間を要するのが常だ。数十年という時間を要することもふつうである。そうした場合には、修復のプロセスが無意識的に進み、その傷が乗り越えられたときに、自分の傷の存在が自覚されるようになるという場合もある。ホッファーや山頭火の迷走した人生は、無自覚的な修復のプロセスに費やされた時間だったと言えるだろう。


解剖学者の養老孟司《たけし》さんは、ご自身の回想によると、子どものころ、無口で大人しく、あいさつをするのさえ苦手な子どもだったという。

歩き出したり話し始めるのも遅く、昆虫採集や自然観察に熱中したというと、今ならすぐに「発達障害」とか「自閉症スペクトラム」ではないかと思われたかもしれない。だが、それは生物学的な特性ばかりに注目した一面的な見方であり、氏が育った背景を知ると、別の一面もそこに関わっていることに気づかされる。

それは、幼い日に起きた、父親との死別という悲しい出来事である。

父親は、氏が四歳のとき、一年半の闘病の末、結核で亡くなった。氏は、父親にまつわる二つの場面を鮮明に覚えているという。一つは、父親の枕元においてあった赤いガラガラで、なぜそんなものがおいてあるのかと訊ねると、父親は声が出せないので、これで人を呼ぶのだと答えたという。そのとき、子ども心に訊ねてはいけないことを聞いてしまったという思いに囚われ、以来、人に訊ねることに遠慮を覚えるようになったという。

もう一つの記憶は、父親が飼っていた文鳥を逃がしてやる光景であったが、五十歳を過ぎてから、その出来事が、実は父親が亡くなる当日の朝に起きていたということを知る。父親は自分の死の直前に文鳥を自由にしてやったのだが、その光景が、父親の死とは切り離されて、養老さんの心に焼きついたのだった。

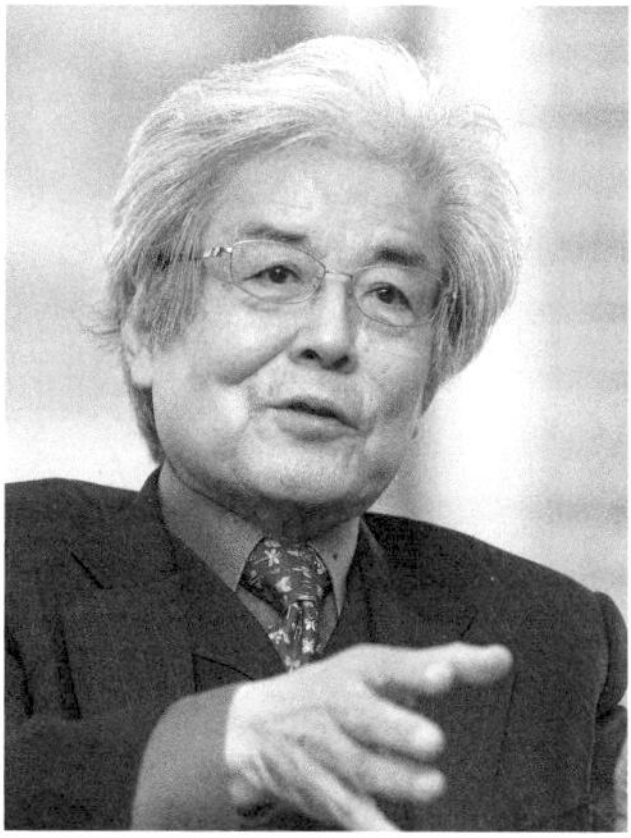
養老孟司（写真提供：共同通信社）

父親の死に際のことも、氏は、心のどこかにずっと引きずっていたという。臨終間際の父親が絶え絶えの息を喘《あえ》がせているとき、養老少年は父親に「さようなら」を言うように促されたのだが、どうしてもそれが言えなかったのだ。

五十歳近くになったある日、電車に乗っていた養老さんは、突然、気づいたという。自分があいさつが苦手だったのは、あのとき「さようなら」を言えなかったためではないか。だが、幼心に、さよならを言ってしまったら、父親が遠くに行ってしまいそうで、言わないことでせめてもの抵抗をしていたのではないか。そう思ったとき、はらはらと涙が零《こぼ》れ落ちたという。

焼き場でも、どうしても泣くことができなかった養老さんだったが、はじめて父親の死に涙を流したのだ。父親を喪うという悲しみを受け入れ、引きずっていた愛着の傷が癒えるまでに、それこそ半世紀近い歳月を要したのである。

受容と励ましのバランス

心に受けた傷や親からの支配が強ければ強いほど、それを味わった期間が長ければ長いほど、その影響を脱するには、根気のいる作業が必要になる。

人は、自分が受けた傷から回復しようとする本能的な欲求をもっている。安心感が保証され、そのことを話しても、責められたりすることなく、ありのままに受け止めてもらえるとわかると、しだいに体験を語るようになる。

ふと思い出したことを語っているうちに、関連したさまざまな記憶が、芋づる式によみがえってくる。そうして再体験し、そのときの感情を表現し、それが受け止められ共感されることで、解毒《げどく》が進んでいく。このように、その人に深く根を張っている傷や呪縛を根気よく取り除く作業を行なっていくのである。

こうした作業を通常の診察で行なうことは、時間的にも困難である。そこで、筆者のクリニックでは、クリニックでの診察と、提携しているカウンセリング・センターでのカウンセリングとを併用することで、その作業が行なえる仕組みになっている。五〇分ないし九〇分のカウンセリングにより、十分に受け止められる体験ができるように配慮している。

週に一回のペースで、診察とカウンセリングを並行して受けてもらうと、重いものを抱えてパンパンになっていた人でも、かなりスッキリしてくることが多い。後で触れるマインドフルネスの手法を採り入れたカウンセリングを行なうことで、その効果が倍増するように感じている。

マインドフルネスを採り入れたカウンセリングは、ありのままに受け止められるという体験を、言葉だけでなく体でも味わうことができる。母親の胸に抱かれるような体験でもあるようだ。一方、診察では、状態をモニターしながら、治療の舵《かじ》をとっていく。本人の気持ちを受け止めるだけでなく、全体的な視点で診《み》て、問題点も突きつけ、変化を促すこともある。回避から脱するためには、傷が癒され、安心感を回復する必要があるとともに、もう一度、危険と不安に満ちた現実に飛びこんでいく勇気が必要である。そこには、母親的な受容や癒しとともに、勇気を鼓舞《こぶ》し、決断と行動を促す父親的な力が必要なのかもしれない。

従来の認知療法とその限界

認知療法や認知行動療法といった治療法の存在が、一般にもよく知られるようになった。うつや不安の改善だけでなく、パーソナリティや対人関係の偏り、嗜癖《しへき》的な行動の修正にも、こうした治療法が広く使われるようになっている。

認知療法とか認知行動療法というのは、認知、つまり、物事の受け止め方の偏りに着目し、その偏りを修正することで、より生きやすく、より適応しやすい受け止め方を身につけ直す治療法である。

たとえば、ある人が、会社の上司や隣近所の人とすれ違ったとき、こちらからあいさつをしたのに、向こうからは何も返してくれなかったとしよう。見捨てられ不安が強い人や自分を認めてほしいという欲求が強い人は、無視されたとか、嫌われていると思い、落ちこんでしまうかもしれない。だが、同じ状況でも、「何か考えごとでもしてたんだろう」と気楽に考える人もいる。この両者の反応の違いには、それぞれの認知の偏りが関係している。

認知療法や認知行動療法では、こんな場合、相手の顔色に過敏すぎる傾向や、過剰に傷ついてしまう傾向に気づいてもらい、それをもっと楽観的で合理的に受け止める方法を訓練してもらう。

こうした方法は、一群のケースには、とても効果的なのだが、別の一群のケースには、効果がないどころか、状態を悪化させてしまうこともある。特に愛着が不安定で、他者への不信感が強かったり自己否定が強いケースでは、あまり役に立たないのだ。というのも、認知療法や認知行動療法の考え方そのものが、「その人の考え方は偏っている」とか「正しい受け止め方ができない」という否定的な見方を前提としたものだからである。もともと自己否定や他者不信が強い人にとって、「あなたの考え方は偏っている」と言われることは、それがいくら正しい指摘だとしても、反発や落ちこみを招いてしまう。

長年うつや不安症状を繰り返しているような人ほど、不安定な愛着や自己否定、対人不信を抱えている。こうした人に、通常の認知療法を施すと、「自分の考え方はやっぱり偏っている」「自分はダメな人間だ」「自分の認知はおかしい」というぐあいに、ますます否定的に受け止め、治療を受けること自体が苦痛になって、途中でやめてしまうということも多いのである。

マインドフルネスと新しい認知療法

その点、愛着に課題を抱えた人の改善にも、とても効果的なのがマインドフルネスを採り入れたカウンセリングである。マインドフルネスとは、物事を価値判断するのではなく、ありのままに受け止めて、豊かな気づきを得ることである。豊かに感じることと言ってもいいだろう。もともとは、サンスクリット語のsati（気づき、悟り）を英語に訳した言葉で、悟りとは、囚われを脱し自由な境地を得ることである。マインドフルネスは、囚われから自由になることを目指す心理的アプローチで、その起源は瞑想にある。

というと、何か近寄りがたい、非科学的な匂いを感じる人もいるかもしれないが、瞑想などとともに、マインドフルネスは、科学的にその効果が立証され、医学的な治療にも採り入れられている。単に認知だけでなく、身体的な反応にも働きかけることで、より深い安定効果を生むのである。マインドフルネスを採り入れた治療が広くもちいられているのも、うつや不安やイライラ、怒りに非常に効果的であることがわかってきたからだ。マインドフルネス認知療法やＡＣＴ《アクト》（アクセプタンス・コミットメント・セラピー）は、その一例である。

　現代人の多くは、真面目な人ほど、何か目的をもち、それに向かって進み、それを達成することに知らずしらず価値をおく生き方をしている。自分の目指す目的や理想の状態というものがあって、それに自分を近づけようと努力しているのである。理想の状態と、現実の自分が一致していると感じると、完璧にやれた、という満足感を覚え、目的を成し遂げると、やり遂げたという達成感を味わう。

　そういう生き方をしていると、物事がうまくいっているときはいいのだが、うまくいかないことが重なった場合、「理想の状態と違いすぎる」「なんて自分はダメなんだ」「もう絶望だ」と、否定的な気持ちに囚われやすくなる。現状が六〇点くらいの状態だったとしても、「九〇点や一〇〇点の状態と比べて、なんて自分はできていないんだ」と思ってしまい、自分を責めてしまいやすい。そうした心のありようが、うつや不安やイライラの大きな要因にもなる。

　マインドフルネスでは、認知療法のように、受け止め方が「偏っている」とか「正しい」とかということは問題にしない。偏った受け止め方は間違っているので、それを正しい受け止め方に直しましょうということもない。なぜなら、そうすることが、理想の状態に向けて努力しなければいけないとか、理想の状態でなければいけないと、考えることにつながるからだ。それはまさに、治そうとしている状態を、またつくってしまうことに他ならない。

マインドフルネスでは、価値判断をする代わりに、ありのままに受け入れてそれを感じるということを目指す。もっと言えば、良いとか悪いとかいった価値判断から自由になることを目指す。

なぜなら、価値判断とは、ある意味、囚われだからである。何かに囚われているから、「〜しなければならない」「理想の状態でなければならない」と思ってしまう。そうすることが、うつや不安などの症状を生み出してしまう。囚われから自由になることによって、症状を治そうとしなくても自然に起こらなくなっていく。

それは、従来の方法のように、症状を取り去ったり、コントロールすることを目指すものではない。まったく逆に、症状を受け入れ、それをコントロールしようとしないことを目指すものである。奇妙なことに、それが本当の意味で回復することにつながるのだ。

症状から逃げようとすればするほど、症状は追いかけてくる。症状をあるがままに受け入れられるようになると、症状など大して重要ではないと考えられるようになり、やがて、気にも留めなくなって、気がついたらなくなっている。

マインドフルネスが、何を目指すものかということが、おおよそおわかりいただけたかと思う。しかし、同時に、どうやったら、そんなふうにあるがままに受け止められるようになるんだと、疑問に思われることだろう。

マインドフルネスの大きな特徴は、頭でわかっても、役に立たないということだ。心や体を通して、それを実践的に体験し、身につけていく必要がある。いくら言葉を尽くしても伝えることができない。実際に体験する中でしか、会得《えとく》できないのである。

しかし、いったん会得してしまうと、物事の感じ方が、百八十度変わってくる。毎日が、もっと生き生きと心豊かに過ごせるようになるだけでなく、これまでは退屈で平凡な毎日にしか思えなかったことや、すぐに心が傷ついたり、つらいことばかりと思えた日々も、さまざまな歓びや豊かな味わいがいっぱい詰まった宝物として再発見されるようになる。うつや不安やイライラに囚われることがあっても、それが生活や人生を腐らせるのではなく、一生懸命生きていることの証として、大切に感じられるようになる。何かをするというよりも、ここにあるということ、存在するということ自体を味わい、感じるようになるのである。

われわれは、せっかく今、こうして生きていて、ここに存在を与えられているのに、その一番大切なことを、つい忘れてしまって、これから成し遂げる目的とか、今の状態とは違う、別の理想の状態の方に、目を奪われてしまいがちだ。

だが、この今という瞬間を大切に味わうことができなければ、いくら理想の状態が手に入ったとしても、その瞬間に、それは色あせたものになって、やがてつまらなくなってしまう。いつも、目の前にないものを、ただ、むなしく追いかけて、時間を無駄にしているだけである。そうではなく、今この瞬間、ここにこうして存在すること、それを、ありのままに味わう。それができるようになることが、命というものの本来の輝きを取り戻すことにつながるのである。

マインドフルネスでは、生きるということの原点とも言える呼吸や体の感覚に注意を向け、それをありのままに味わうことから始める。それを基本にしながら、つらい体験や苦しい感覚も、ありのままに受け止め、味わうことで、そこから、乱されない心と豊かな気づきを手に入れていく。

その意味で、マインドフルネス体験は、とても高次な体験であると同時に、とても原初的な体験でもある。それは、母親の子宮内で羊水の中に浮かんでいたときのような、あるいは母親に抱かれたときのような安心感にも通じる。それが単に心理学的と言うよりも、身体的で生物学的な体験である点に、通常のカウンセリングを超えた、深い浸透効果の秘密があるのではないかと思っている。

世話をすること、働くこと、愛すること

愛着は、生物学的な仕組みでもある。頭でいかに問題を理解しても、それだけでは改善につながりにくい。それよりも、生き物として、哺乳類としての生物学的な体験が重要なのである。

特に回避型の愛着スタイルの改善には、働きの低下した愛着システムを活性化する必要がある。それには、安全基地となる存在に受け止められ、安心して自分の思いを語れるようになることも重要だが、同時に、その人自身が誰かを支えたり世話をしたりする体験も重要である。なぜなら愛着とは、相互的な仕組みであり、世話を受けることによっても、世話をすることによっても、活性化されるからである。

重度の愛着障害を抱え、心を失くしたような状態に陥っていた若者が、生き物の世話をすることで、初めて涙を流し、心を取り戻し始めたというケースに出会ったことがある。うつになり絶望的な気持ちに陥っていた人が、迷いネコの世話をするうちに元気を回復したとい

うケースもある。動物とのふれあいは、愛着を活性化させ、生きる歓びを取り戻す力をもつのである。セラピー犬とふれあうこともいいが、寄る辺ない小さな生き物の命に対して責任をもち、必死に世話をする体験が、同じ生き物の体に備わっている愛着という本能的な仕組みを活性化させるのだと思う。

それが自分の子どもとなると、あまりの責任の重さに後ずさりしそうになるかもしれないが、相当に回避的な人でも、わが子をその腕に抱き、世話をするようになると、そこから愛着が生まれ、この小さな存在のために、どんな困難にでも耐えようという気持ちが湧いてくるものだ。

ただ親になるだけでは不十分だ。子どもに触れ、自ら世話をすることが重要である。そうすることによって、本当の愛着が生まれ、愛着システムが活性化される。それは、単に子どもとの絆が強まるというだけではない。不安が抑えられ、前向きな活力やストレスに対する抵抗力が高まり、人に対する思いやりや社会に向かおうとする力までも強まるのである。

父親であれば、父性の源であるアルギニン・バソプレシンというホルモンが活性化されることで、敵から妻子を守ろうとする闘争的な本能にスイッチが入る。子育て中の親は、別人のように強くなる仕組みが備わっているのである。そのためにも、わが子に触れ、世話をすることが必要だ。寝顔を見るだけでは、いつのまにか片思いの関係になってしまう。

世話をする効果は、動物やわが子を相手にする場合だけではない。誰かを大切にし、守ろうとするとき、愛着システムが活性化される。そうした関わりを仕事や学校生活の中に見つけてもいいし、ボランティアなど課外活動に見出してもいいだろう。ハンディのある人やお年寄りを支えることもまた、愛着システムを活性化するのである。

ただ、回避型の人は、基本的に世話や人との関わりが苦手で、苦痛を感じやすいという現実も頭に入れておく必要がある。許容範囲を超えた負担がかかっては、愛着システムが活性化されるどころか、強い回避反応が誘発されてしまうことになる。その場合、犬を飼ったものの、面倒を見きれずに捨ててしまうようなことも起きるだろう。そうしたことが、わが子に対して起きる悲劇も少なくない。関わり始めた以上は、それなりの覚悟が求められるのである。

運命の声に従え

回避から脱することとは、人生に主体性を取り戻すことである。しかし、人生とは、何もかも自分の力で決められるほど単純なものではない。

自分の身に起きていることのほとんどは、自分の意思とは無関係の、無数の因果の連鎖や偶然の結果にすぎない。いくらあなたが自分の人生を完璧に管理しようとしたところで、さまざまな偶発的な要素や、他の人の行動によって影響を被らざるを得ないのである。望んだもの、期待したものとはまったく違う状況におかれてしまうこともしばしばだ。起きていることの、ほんのわずかを、われわれは自分の意思によってコントロールしているのである。

しかし、そのことは必ずしも悪いことではない。思いがけないピンチが、自分の与り知らないところからやってくることもあれば、思いがけないチャンスが、自分の努力とは無関係に訪れることもある。そして、チャンスの大部分は、そうした形で訪れる。大事なのは、そのとき、チャンスに対して尻込みせずに、それを積極的に活用できるかどうかである。

ラジウムの発見などで知られ、二度のノーベル物理学賞受賞という偉業を成し遂げたマリー・キュリーは、よく知られるように苦学して物理学を学んだ人である。しかし、彼女が生涯を捧げた学問に至るまでの道のりは、果てしなく遠いものであった。

マリーはポーランドのワルシャワに生まれたが、当時ポーランドはロシアの占領下にあった上に、女性が高等教育を受けることはまったく稀な時代であった。高等教育を受けるためには、パリに出て、そこで学ぶ必要があった。しかし、それは経済的にも大変な負担であり、容易なことではなかった。姉や弟たちもいて、彼らの教育のことも考えねばならず、それは父親の経済力だけでは負担しきれない問題だった。

結局、マリーは、住み込みの家庭教師をして、姉や弟たちのために仕送りするという道を選んだ。「いずれは自分も」という思いはあったが、仕送りすると、自分のために残せるお金はわずかだった。

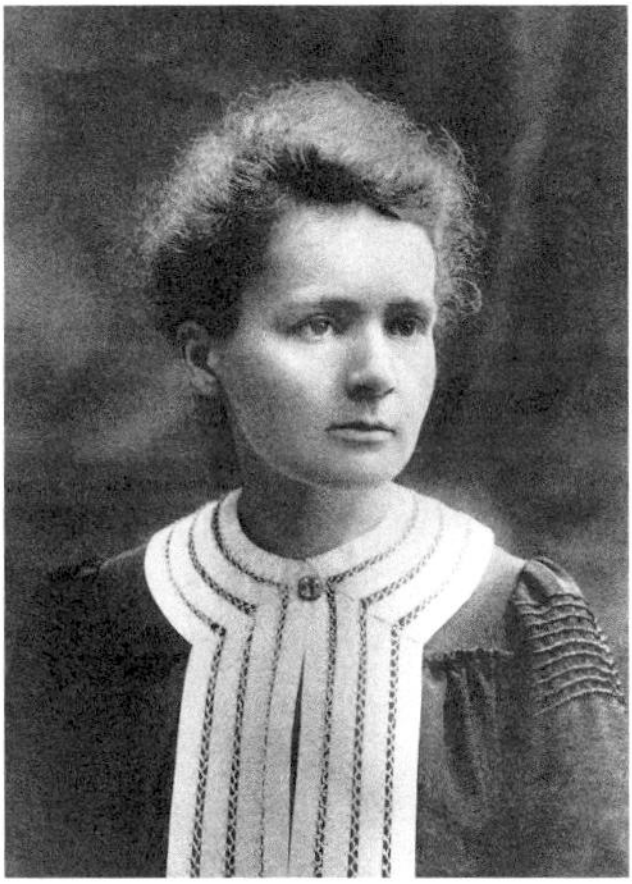

マリー・キュリー（写真提供：Science Photo Library／アフロ）

マリーは聡明《そうめい》な女性であったが、性格的には控えめで、自分が表舞台にしゃしゃり出るタイプではなかった。むしろ、姉の方が社交的で、積極的なところがあった。マリーは、縁の下の力持ちとして、家族を支える側に回ったのである。

住み込みの家庭教師として働いているうちに、清楚《せいそ》な美しさと聡明さを備えたマリーを、当家の長男で、ワルシャワ大学の学生だったカジュミエシュ・ゾラフスキが見初《みそ》め、やがて二人は愛し合うようになる。そして、結婚までも約束したのだが、母親に結婚の許可を求めると、猛反対に遭う。貧しい下級貴族の出であるマリーでは、息子の嫁にふさわしくないというのである。熱烈に愛を語っていたカジュミェシュも、最初の勢いはどこへやら、マリーを守り通すでもなく、結婚話はうやむやになる。家庭教師は、これまで通り続けるようにと言われていたが、そうした状況で働くことは、マリーにとって針の筵《むしろ》に座らされているようなものだった。

もしそのままの状況が続いたら、さすがのマリーも人生に絶望していたかもしれない。独学で数学や物理学をいくら学んだところで、それを役立てる機会さえなかった。家庭教師として埋もれ、結婚もできず、年老いていくしかないように思えた。

だが、そこに救いの手が現れる。パリで医師と結婚した姉から、手紙が来る。「今度はマリーの番よ。パリに来なさい」と。ところが、遠慮深いマリーは、それを断ってしまう。実は、マリーは、まだカジュミェシュを諦めきれず、こっそり手紙のやりとりをしていた。二人は、旅先でこっそり逢引《あいびき》する。だが、この逢瀬《おうせ》がマリーの運命を決した。カジュミェシュの優柔不断な態度に、マリーは業を煮やし、ついに二人はけんか別れしてしまうのだ。マリーは、パリに行きたいと返事を出した。

マリーがこのとき、新婚の姉やその夫に負担をかけてはいけないと遠慮し続けていたら、また、成就《じょうじゅ》する見込みのない恋を引きずり続けていたら、永久にチャンスは失われていたかもしれない。だが、恋に破れたことが、マリーに新たな決断を促し、人生を切り開くことにつながる。ソルボンヌ大学での素晴らしい日々や、その後の夫との出会い、放射線物理学という新しい学問での大成功をもたらすのである。

それも、そもそもは姉が医師の男性と結婚し、生活が安定するということがあったからであり、また、マリーが恋に破れ、思いきってパリに出ようと思ったからである。自分の意思とは無関係な要素に、人の運命は左右される。自分が何をしようとしていたのかさえ、人は忘れかけてしまう。それを思い出させてくれるのも、外からの声だったりするのである。

自分がパリに出て学びたいという気持ちをもっていることを、改めて思い出させたのは、「今度はマリーの番よ」という姉の手紙であったし、悲しい恋の結末であった。

望んでいたチャンスが訪れたとき、それに応じることは、案外難しい。マリー・キュリーでさえも、危うくチャンスを逃しかけた。運命が自分に何をさせようとしているのか、そういう視点で、状況を振り返ることには意味があるだろう。そして、自分に何が求められているのかを感じたならば、素直にそれに従うべきである。

失敗するのではないか、うまくいかないのではないか、迷惑をかけるのではないかなどと案じて、せっかくの運命の声に耳を閉ざさないことである。天からの呼びかけという瞬間が、一生のうちに何度かあるものだ。そのときは、とにかくやってみることだ。やってみないことには何も始まらない。

回避型の人は、今の状況を変えたいが変えられないという膠着状態に陥りやすいが、外から手を引かれると、案外動けるものである。そんなときは、差しのべられた手に素直にすがってみよう。動かず何も変わらないよりは、ずっと面白い人生が歩めるはずだ。

弱点も補い合える

エリク・エリクソンの場合、ジョアンナ・サーソンとの結婚は、今で言う「できちゃった婚」であった。ジョアンナから妊娠を告げられたとき、エリクはまさに青天の霹靂《へきれき》で、すっかり尻込みしてしまった。結婚などまったく考えておらず、ましてや自分が父親になることなど、夢にも思っていなかったのだ。

アイデンティティの生みの親も、そのころはまだ自らのアイデンティティを確立できておらず、児童分析の仕事を始めてはいたものの、果たしてそれでずっとやっていけるのか、まったく雲をつかむ思いだった。それ以上に、自分の生い立ちや親との関係にも未解決の課題を山ほど抱えて、あっぷあっぷの状態だった。赤ん坊の世話などしている場合ではないというのが、正直なところだったのだ。

そんなエリクを説得したのは、彼の友人だった。このままでは、ジョアンナの子どもは私生児になってしまう。それは、君が味わってきた悲しい思いを、子どもにも繰り返させることではないかと。逃げずに、その子どもを、その運命から救ってはどうかと。そう言われて、エリクは、ようやく覚悟を決めたのだ。

結果的に、ジョアンナと結婚し家庭をもったことは、エリクに大きな幸福と安定をもたらした。彼女は子どもたちの世話とともに、「一番手のかかる子ども」である夫の世話をし、原稿を読み、的確な助言をして、夫を支えたのである。ジョアンナの献身には、ある意味、不安型愛着を抱えた女性による〝強迫的世話〟の側面があったかもしれない。ジョアンナもまた、母親とはうまくいかず、不安定なものを抱え続けていたのだ。

しかし、ジョアンナの献身によって、エリクの委縮した自己愛は回復し、自信をもって社会で活躍することが可能になった。こうしてエリクの愛着の傷は癒され、仕事に邁進《まいしん》することができるとともに、やがて親との関係も改善していくことになる。

一方のジョアンナも、自分の家族という新しい愛着対象を手に入れ、それに献身することで、自らの安定を手に入れていった。

同じ傷をもつがゆえに

回避型か不安型かにかかわらず、愛着障害の人の結婚でよくみられるのは、愛着の傷を抱えた者どうしが、その傷を共有するがゆえに結ばれるというケースである。

エリクソン夫妻も、そうした一例だが、児童文学者トールキンとその妻イーディスのカップルも、同じような傷を抱えていた。

トールキンが十二歳の年、前年あたりから体調を崩していた母メーベルが亡くなると、親戚から孤立していたトールキン兄弟は、事実上の孤児となる。母親が後を頼んだカトリック教会の神父モーガンは、兄弟を下宿屋に預けるが、そこでの生活はみじめで、淋しいものだった。下宿屋の女将《おかみ》は情愛に欠け、兄弟にとって形見の品と言える母親の手紙をゴミ屑《くず》のように燃やしてしまったのだ。兄弟の暗い表情から事態を察したモーガン神父は、新しい下宿屋を見つけ、二人をそこに移す。

その下宿屋には、一人の控え目な少女が下宿していた。その少女もまた孤児の身の上で、しかも、私生児として生まれ、父親の名前さえ知らないという境涯にあった。ピアノが得意であったが、女将への遠慮から一日中縫い物仕事をして過ごしていた。

その少女こそが、後にトールキンの妻となるイーディスである。このとき、トールキンは十六歳、イーディスは十九歳だった。境遇の似た二人はしだいに惹かれ合っていく。

学校時代のトールキンは、友人たちとの関係を表面上は楽しみながらも、彼らにすっかり心を許したわけではなかった。学校という場では、自分の不幸な身の上を忘れていられるが、私的な交友をしようとなると、たちまち境遇の差を思い知らされることになるからだ。

トールキンは、ありのままの自分を受け止めてもらえる存在を必要としていた。それが、イーディスだった。二人には、他人の慈悲にすがって生きるという、言うに言えない苦労を嘗《な》めたものにしか、共有できない心中があった。

トールキンは、イーディスとの結婚を考えるようになる。この恋愛に異を唱えたのが、後見人のモーガン神父だった。これから大学進学を控えた若者が、恋にうつつをぬかし、しかも、相手が年上で、満足な教育も受けていない私生児の女性ということになれば、トールキンの将来を考える後見人としては反対せざるを得なかったのである。

悪いことにトールキンは、大学進学のための条件である奨学金の試験に落ちてしまっていた。そのためイーディスとの交際を二十一歳の成人まで禁じられる。トールキンも、父とも慕うモーガン神父の反対とあっては、逆らうことはできなかった。

二人は別々の下宿に移り、トールキンは奨学金の試験と大学受験に向けて勉強に励んだ。元来は禁欲的で勤勉なトールキンのことである。恋愛断ちの効果もあり、みごと両方の試験に合格し、オックスフォードへの進学を果たす。

トールキンはオックスフォードでの大学生活を楽しみ、言語学の研究に取り組みながら、イーディスのことなどすっかり忘れたかのように生活していた。三年の間、彼女に手紙の一通も書かなかったのである。

しかし彼はイーディスのことを諦めたわけではなかった。大学に無事進学し、成人になれば、イーディスに正式に求婚しようと心に決めていたのだ。手紙を書かなかったのは、モーガン神父との約束を守ったからだった。

ようやく成人になったトールキンは、イーディスに求婚の手紙を書いた。ところがイーディスは、トールキンから何の音沙汰もないことに不安になり、周囲の勧めもあって別の男性と婚約していたのである。

だが、トールキンからすれば、成人すればいっしょになるということも、手紙を書かないことも、約束を守ったにすぎなかった。納得できない彼は、引き下がらなかった。

イーディスの方も心から望んで婚約していたわけではなかった。彼女はトールキンに説得されて、婚約を破棄する決意をする。それは、寄る辺ない身の上の彼女からすると、相当に覚悟のいることであった。

ふだんは控え目かつ、他人の顔色に敏感で、争いを好まないトールキンもイーディスも、このときだけは本心に従った。その結果イーディスは、これまで頼ってきた人たちを裏切ったことで非難を浴び、縁を切られ、住まわせてもらっていた家も引き払わなければならなかった。しかし、彼女が払った婚約破棄の大きな代償に対するトールキンの反応は、どこか他人事のようだった。

同じ回避型スタイルの持ち主でも、トールキンは、よく言えば楽観的、悪く言えば自己中心的な傾向があるが、それは、母親から愛され、肯定されたことで育まれた自己肯定感と不可分だった。それに対して、私生児で生まれたイーディスの方は、母親の愛情が必ずしも安定したものではなかったため、その分、不安も強かった。ともあれ、そういう二人が運命的に出会い、幾多の困難を乗り越えて、結ばれることとなったのである。

幸福な結婚生活

その後、そんな二人の前途がいかなるものとなったか、気になるところである。

二人が結婚したのは、トールキンがオックスフォード大学を卒業した翌年のことだった。しかし第一次世界大戦が始まっていたため、新婚気分を味わう間もなく、トールキンは兵士として前線に送られることになる。彼がたどりついたのは、激戦地として有名なフランスのソンムであった。雨に濡れたまま何日も塹壕《ざんごう》で過ごさなければならない過酷な状況で、トールキンも塹壕熱に倒れる。だが、それがトールキンの命を救った。彼は後衛に送り戻され、再び前線に戻されることはなかった。落ち着いて結婚生活を営めるのは、除隊してからのことである。

その間、長男がすでに生まれており、イーディスの苦労は並大抵《なみたいてい》ではなかった。トールキンは大学を出たとはいえ、辞書の編纂《へんさん》の手伝い程度の仕事しかなく、収入は家計を支えるにはまったく不十分だった。そのため、とにかく生活費を稼ぎ、暮らしを安定させる必要があった。

だが、トールキンにとって、「必要は発明の母なり」であった。トールキンは、研究だけでなく、生計を立てるための仕事にも精を出した。どんな仕事も手抜きなしで熱心に取り組んだので、教師としての評判もとてもよかった。やがてリーズ大学に招かれ、四年後、三十二歳の若さで教授に昇進する。さらにその半年後、オックスフォード大学の教授に選ばれる。こうした職業的な成功を支えたのは、イーディスとの家庭を守ろうとする思いだった。

三男一女に恵まれたトールキンは、また子どもとの関わりをとても大切にした。どんなに忙しくても、毎年子どもたちのために絵入りの手書きのクリスマスカードを作成し、サンタクロースからのように見せかけて贈った。お話をして聞かせることもよくあり、『ホビットの冒険』などの名作のアイデアも、その中で生まれたものだった。子どもたちに良い教育を受けさせるために出費を惜しまなかったのは、母親と同じであった。子どもたちの学費を稼ぐために、トールキンは試験官のアルバイトをしたり、多くの講義をこなした。

回避型の人は、子どもをもつことや家庭生活を営むことに消極的な傾向がみられがちだが、トールキンの場合は、イーディスへの愛を貫き、子どもや家庭をもったことが、重荷となった以上に、働くことへの原動力や生きる張り合いとなった。創作の世界においても、子どもたちへの愛情という要素がなければ、世界中から愛されるトールキンの物語の世界は成立していなかったであろう。

イーディスは引っこみ思案で、あまり社交を好まなかった。自分の出自や満足な教育を受けていないことへの引け目もあり、教授のご夫人たちの集まりにも溶けこみにくかった。だが、表舞台で活動しない分、家庭生活を大切にし、夫が心おきなく仕事に取り組めるように内助の功に徹したのである。そのことがかえって、家庭生活を落ち着いたものにするのに役立った。夫と子どもだけが彼女の世界だったことが、むしろメリットになったのである。

自分の人生から逃げない

逃げるのではなく、面倒事にも自分から飛びこんでいくという攻めの姿勢に転じることが、回避からの脱却において決定的な意味をもつ。そして、そこで起きることは、自分の責任を引き受け、自分の人生を自分の意思と決断で生きようとする覚悟をもつことである。それはひと言で言えば、主体性を取り戻すということでもある。

主体的な転換が起きるために必要なのが、自分の気持ちや考えを言葉にするという作業である。自分が何を望んでいるかをあいまいにせずに明確にして、それを口にすることが大切なのである。ふだんからそうすることを心がけたい。

動機づけ面接法にしろ、解決志向アプローチにしろ、ＡＣＴにしろ、最近の心理療法では、コミットメントということを重視する。コミットメントとは、自分の意思をはっきり表明することだ。「こうなりたい」「こうしたい」「このことを目標に掲げる」「こうなることを決意する」など、自分の決心、覚悟を明確な形で述べる。

コミットメントが重視されるのは、それが変化を強化する力をもつからだ。目標は明確で具体的なほど、強い力をもつ。口に出して、「自分はこうなるために、このことをする」と述べることによって、実際に行動が変化する可能性が高まるのである。

不言実行などというが、実際には、口に出している方が行動も伴いやすい。わかってくれない人にまで敢えて言う必要はないが、少なくとも自分に対して決意が明確になっていなければ、何も変わりようがない。そして、決意とは、他人に対して言うことによって、さらに試され、純化され、力強いものとなっていく。カウンセリングなどの心理療法が変化を促すのは、自分の気持ちを安心して受け止めてもらえるという中で、自分の考えを言葉にし、コミットメントを行ない、それがやがて強い決意や覚悟にまで高められていくからである。

日々の生活の中でもコミットメントし、明確な意思決定や強い覚悟を形成することが、その人の人生を切り開き、動かしていく。

宮崎駿は、いかに回避を脱したのか

『となりのトトロ』『もののけ姫』などの傑作アニメで世界的にも評価の高い宮崎駿《はやお》監督は、幼いころは、とても引っこみ思案で神経過敏な少年だった。本を読むのと絵を描くのが好きな少年は、同じ服を好み、着る服が変わることにさえ抵抗を感じたという。当時は、自分の主張や気持ちを表に出すことが苦手だった。

そんな宮崎の内気で不安の強い傾向を強めることになったのが、母親の病気だった。母親は脊椎《せきつい》カリエスのため、宮崎が小学校に上がった直後から、足掛け九年間も療養生活を余儀なくされたのである。母親を失うかもしれないという不安の前で、母に対しては良い子としてふるまい、何も本音が言えない状況が続くことになる。

『天空の城ラピュタ』に登場する空賊の女大将ドーラは、宮崎の母親がモデルとなっているという。ドーラは、いつも大声で手下を叱ってばかりいるような存在だったが、宮崎の母親も、病気だったとはいえ、強い存在感をもった女丈夫のような性格の持ち主であった。そんな母親に、宮崎は褒めてもらうことがほとんどなかった。

その上、長期にわたって不在だったのだから、母親が、あまり良い「安全基地」として機能していなかったことは想像に難くない。

不安の強い、引っこみ思案の気質と相まって、青年期までの宮崎は、自分の意思を主張するのが苦手だった。高校時代には漫画家になるという志を抱いていたが、絵では飯が食えないと父親から言われると、芸術系の大学に進むことは諦め、学習院大学に進んでいる。ただし、大学に行くことも、漫画の仕事をやるための「モラトリアム」だと割り切っていた。

そんな宮崎の安全基地となったのは、兄の宮崎新氏と、中学時代の恩師である佐藤文雄先生であった。学習院を選んだのも、兄が在学していたことが理由の一つにあった。兄は、駿が小さいころから、駿をいじめっ子から守っていた。弱虫だった宮崎の「庇護者」だったのだ。一方、家族以外で、宮崎が悩んだとき相談できる人が、佐藤文雄先生で、よく訪ねて行っては話をし、大学に入ってからは油絵を習うことになる。

学習院には、当時、漫画同好会がなかったため、児童文学研究会に出入りした。宮崎の回避的なスタイルを打破する上で、大きな役割を果たしたと思えるのは、政治的なデモに参加するようになったことである。当時はまだ安保闘争の名残がキャンパスに残っていたころで、左翼的な空気が強かった。最初はあまり政治に関心のなかった宮崎も、しだいにそうした時代の空気に感染することになる。

宮崎の場合、自分の出自に対する罪悪感も与っていた。宮崎の実家は、戦争中、軍需工場を経営し、大儲《おおもう》けをしていたのである。そのことを宮崎は強く恥じ、父親や母親に対しても批判的なことを口にするようになる。やや遅れて反抗期が始まったとも言えるだろう。

それまで母親に反抗することなど考えられなかった宮崎は、母親と政治的な問題をめぐって議論し、彼の主張を母親がどうしても受け入れようとしないと、歯がゆさと悔しさのあまり、涙することさえあったという。このときはじめて、母親に対して遠慮し、その支配に甘んじていた宮崎が、自分の存在をかけて、おのが主張を、もっとも苦手な相手に対して、ぶつけることができるようになったと言えるだろう。それは、母親の見えない支配を解く上で、一つの象徴的な出来事となったはずだ。

東映動画に就職した宮崎は、春闘の社内デモでも先頭に立って旗を振る。政治的活動からは、その後離れていくことになるが、連帯感をもって弱者のために闘おうという意気込みは、その後の作品世界の一つの基調をなすことにもなる。

弱者の中でも、とりわけ宮崎が、テーマとして据えるようになったのは、子どもという存在である。当時、宮崎に影響を与えた作家の一人が、サン＝テグジュペリである。子どものもつ純粋さや輝きが、大人によって壊されていくことの悲しみというテーマは、サン＝テグジュペリ作品のもっとも重要な要素であるが、宮崎はそこから強い印象を受けたという。そのテーマは、見事な形で受け継がれ、独自の展開を遂げることになる。

このように、極めて回避的で、自分が表舞台に立つことなど想像もできなかった、ひ弱な少年は、自分以外の存在のための闘いという共同体精神に自らを一体化させる中で、回避という責任からの逃避をやめ、それを進んで引き受ける道を選んでいった。

その間、結婚して子どもができたことも与っているだろう。しがらみに束縛され、失った自由もあったかもしれないが、責任を背負ったがゆえに、宮崎の中に欠けていた人とのつながりや人間的な温もりという要素が注入され、多くの人に受け入れられるクリエーターとして成熟を遂げていくことができたように思える。

いざ生きよ

人とのつながりには煩わしさが伴う。人と関係をきちんともとうとすると、自分が何者であるかを明らかにせねばならないし、責任や失敗のリスクも生まれる。そんな面倒を素通りして、つながりをもたずに暮らすことは、気楽で、安全な生き方に思えるかもしれない。

だが、どこにも根を生やさず、何事にも本気を出さず、責任もリスクも回避して生きることほど、空虚な生き方はない。なぜなら、それは生きることを放棄するのと同じことだからである。危険を避けようと、せっかくのチャンスを放棄し、人生の可能性を細らせていくとしたら、それで本当に危険を避けていると言えるだろうか。

本当に必要なことは、不安や恐れから逃げることではなく、それに敢えて自らをさらし、それに立ち向かっていくことではないか。不安や恐れを抱えて生きるということが、生きるということだとしたら、不安や恐れから逃れようとしたとき、人は自分の人生からも逃げてしまうことになってしまう。

人はいずれ死ぬ。誰も逃れようのない定めである。逃げ続けたところで、最後には死が追いついてきて、あなたを呑みこむ。自らを棺《ひつぎ》に閉じこめてしまわずとも、いつか死がやってきて棺に入れられることになる。最後はみんな同じだ。死ねば燃やされて灰になる。逃げたところで、どうにもならない。それは選ぶことができない。つまり、最後は破滅と絶望で終わる。結果だけを問題にすれば、全員が敗北して終わるのだ。どんなチャレンジも、結果という観点からみれば、最後は失敗だ。それは動かしがたい。

われわれに結果を選ぶことはできない。われわれに選べるのは、今この時を、いかに生きるかということだけだ。チャレンジするか、しないかだけだ。逃げて生きるか、不安や恐れに立ち向かって生きるか。傷つくのを避けようとして、自分の人生から逃げ続けることもできれば、逃げるのをやめて、傷つくのを恐れずに向かっていく生き方もできる。それを選ぶのは、あなた自身だ。

逆に言えば、どんな状況にあっても、われわれはチャレンジすることができる。結果は、失敗であっても、チャレンジする自由をもつのだ。

失敗という結果にばかり囚われるか、そこから自由になって、可能性というプロセスを味わい、それを生きるか。結局、人生は結果に意味があるのではない。その醍醐味《だいごみ》はプロセスにある。チャレンジにあるのだ。それを避けていては、人生の果実を味わうことなく腐らせるようなものだ。どうせ腐ってしまうのだ。腐る前に食べて、何が悪かろう。

おわりに

　今、われわれは誰も経験しなかったような危機的な時間の中に生きている。それは単に個人としての危機というよりも、共同体や種《しゅ》としての危機である。

　つい忘れがちなことだが、われわれ人間も、少々頭でっかちとはいえ哺乳類であることに変わりはない。巨大なテクノロジーを手に入れた驕《おご》りから、哺乳類としての宿命を〝野蛮な風習〟のようにみなし、それを脱することこそが〝進歩〟のように思ってきたが、哺乳類としての宿命を疎かにしたことに対して、早くも重い代償を支払わされている。

　愛着の崩壊によって引き起こされているさまざまな問題――結婚率や出生率の低下、人口減少、子どもから老人にまで広がる虐待、頻発する子どもの問題、生きることへの虚無感、不安定な愛着が原因で起きる無数の精神疾患、境界性パーソナリティ障害やうつ、依存症、摂食障害……。すべては哺乳類としての宿命、つまり、種の生存を支える愛着システムという仕組みを軽視したことから起きている。

その結果、人びとの脱愛着化が進み、急速に増えているのが回避型愛着スタイルをもつ人びとである。それは、社会の中心をなしてきた安定型愛着スタイルの人びととは〝種《しゅ》〟が異なると言ってもいいくらい、ふるまい方や感性、ライフスタイルや価値観が異なるのである。

しかも、それは、個人レベルで回避型の愛着スタイルをもった人が増えているというだけでなく、社会全体というレベルで、回避型の様相を強めているということだ。回避型と判定されない人でさえも、かつて地球上に暮らした人びとに比べると、はるかに回避型の特徴を示すようになっている。

このことは、ただ新しい行動様式やライフスタイルが広まっているということではない。問題なのは、子育てや家族に関心が乏しく、単独生活を好む傾向が、生物学的とも言えるレベルで浸透することによって、個人レベルでも、人が幸福に暮らすことに本質的な困難を来すようになるとともに、社会レベルでも、社会の持続的な維持が危うくなり始めているということである。

回避型愛着スタイルと、個人の幸福や生物としての生存が共存する持続可能なライフスタイルを、われわれは近い将来見つけ出すことができるのだろうか。親密な関係を必要とせず、生物学的な均衡を維持する仕組みをわれわれは手に入れられるのだろうか。それとも、現状が桃源郷《とうげんきょう》に思えるほど、もっとおぞましい悪夢が始まろうとしているのか。

試行錯誤の多くは失敗に終わるにしても、われわれは生きねばならない。稀薄になる愛着の中で、自分なりの生き方を見つけていくしかない。うまくいこうがいくまいが、模索を続けることが生きることだとしたら、ただ精いっぱい生きるしかない。それでも逃げずに生き続けることができれば、あっぱれではないだろうか。

むしろこのような極限の時代にいることを歓迎しようではないか。何百万年かの人類史において、その繁栄の絶頂と終焉の危機が今、同時に訪れようとしている、そうした稀有《けう》な瞬間に立ち会っていることを、むしろ幸運だと思おうではないか。そうした危機に正面から向き合うことも、回避から脱し、自分に人生を取り戻す一歩ともなると信じたい。

これまでも人は、社会が滅びるような混乱した状況の中を生き抜いてきた。強い社会不安と混乱の中で、愛着崩壊が起きたこともあった。寄る辺ない状況にあろうと、生きねばならなかった。感情や情緒的なものを切り捨てることで身を守らねばならないときもあった。幻想の中に逃避や陶酔を求めることで、現実から回避しようとしたこともあった。社会の崩壊ということも、何度か体験してきた。

だが、そこからわかったことは、社会は滅びても、個は生き残り、そこからまた新たな社会が生まれるということである。われわれの中には、そうしたしたたかな生命力と希望が宿されていることを願いつつ、筆を擱《お》くこととしよう。最後に、熱意と熟慮をもって執筆を支えてくださった光文社新書編集長の森岡純一氏に感謝の意を記したい。

岡田尊司

二〇一三年　秋

判定方法

A、B、C、Dの合計得点は、それぞれ「安定型愛着スコア」、「不安型愛着スコア」、「回避型愛着スコア」、「未解決型愛着スコア」です。

まず、どのスコアがもっとも高かったかに着目してください。それが、あなたの基本的な愛着スタイルだと考えられます。ことに15点以上の場合には、その傾向が非常に強く、10点以上の場合には強いと判定されます。

次に、二番目に高いスコアにも注意してください。5点以上ある場合、その傾向も、無視しがたい要素となっていると言えます。

それらを総合的に踏まえて、各愛着スタイルの判定基準と特徴を示したのが、下の表です。なお、≫の記号は、「非常に大なり」の意味ですが、ここでは、5ポイント以上の差を判定の目安と考えてください。

各愛着スタイルの判定基準と特徴

愛着スタイル	判定基準	特　徴
安定型	安定型スコア≫不安型、回避型スコア	愛着不安、愛着回避とも低く、もっとも安定したタイプ
安定―不安型	安定型スコア＞不安型スコア≧5	愛着不安の傾向がみられるが、全体には安定したタイプ
安定―回避型	安定型スコア＞回避型スコア≧5	愛着回避の傾向がみられるが、全体には安定したタイプ
不安型	不安型スコア≫安定型、回避型スコア	愛着不安が強く、対人関係に敏感なタイプ
不安―安定型	不安型スコア≧安定型スコア≧5	愛着不安が強いが、ある程度適応力があるタイプ
回避型	回避型スコア≫安定、不安型スコア	愛着回避が強く、親密な関係になりにくいタイプ
回避―安定型	回避型スコア≧安定型スコア≧5	愛着回避が強いが、ある程度適応力があるタイプ
恐れ・回避型	不安型、回避型スコア≫安定型スコア	愛着不安、愛着回避とも強く、傷つくことに敏感で、疑り深くなりやすいタイプ
未解決型	未解決型スコア≧5	親(養育者)との愛着の傷をひきずり、不安定になりやすいタイプで、他のタイプに併存する

18			1		
19			1		
20			2		
21			2		
22		2	1		
23		2	1		
24		2	1		1
25		2	1		1
26				2	
27				2	
28				1	
29				1	
30				1	
31				1	
32				1	
33				1	
34				1	
35				1	
36				2	
37				2	
38		2	1		
39		1		2	
40		1		2	
41				1	
42			1	2	
43			2	1	
44			2	1	
45				2	
合計					

44. あなたにとって、仕事や学業と、恋愛や対人関係のどちらが重要ですか。
①仕事や学業　②恋愛や対人関係　③どちらとも言えない

45. あなたが傷ついたり、落ち込んでいるとき、他の人になぐさめてもらったり、話を聞いてもらうことは、どれくらい大事ですか。
①とても重要である　②あまり重要でない　③どちらとも言えない

集計の方法

各質問に対する回答を、下記の表の回答番号の欄にご記入ください。質問番号と回答番号がずれないようにご注意ください。回答番号と一致する番号が、右側のA、B、C、Dの欄にあれば、それを○で囲んでください。その作業が終わったら、A、B、C、Dごとに、○を囲んだものがいくつあったかを数えて、一番下の合計欄に記入してください。

質問番号	回答番号	A	B	C	D
1		1			
2		1		2	
3		1			
4		1			
5		2			
6		2			
7		2			1
8		2			
9		2			1
10		1	2		2
11		1	2		2
12		1	2		2
13		1	2		
14			1		
15			1		
16			1		
17			1		

27. 親しい対人関係は、あなたにとって重要ですか。
①とても重要である　②それほど重要でない　③どちらとも言えない
28. いつも冷静でクールな方ですか
①はい　②いいえ　③どちらとも言えない
29. べたべたしたつきあいは、苦手ですか
①はい　②いいえ　③どちらとも言えない
30. 関わりのあった人と別れても、すぐ忘れる方ですか
①はい　②いいえ　③どちらとも言えない
31. 人づきあいより、自分の世界が大切ですか。
①はい　②いいえ　③どちらとも言えない
32. 自分の力だけが頼りだと思いますか。
①はい　②いいえ　③どちらとも言えない
33. 昔のことはあまり懐かしいと思いませんか。
①はい　②いいえ　③どちらとも言えない
34. あまり感情を表情に出さない方ですか。
①はい　②いいえ　③どちらとも言えない
35. 恋人や配偶者にも、プライバシーは冒されたくないですか。
①はい　②いいえ　③どちらとも言えない
36. 親しい人と肌がふれあったり、抱擁したりするスキンシップをとることを好みますか。それとも、あまり好みませんか。
①好む方だ　②あまり好まない　③どちらとも言えない
37. 幼いころのことをよく覚えている方ですか。それとも、あまり記憶がない方ですか。
①よく覚えている　②あまり記憶がない　③どちらとも言えない
38. 親しい人といるときにも、気をつかってしまう方ですか。
①はい　②いいえ　③どちらとも言えない
39. 困っているとき、他人は親切に助けてくれるものだと思いますか。
①はい　②いいえ　③どちらとも言えない
40. 他人の善意に気軽にすがる方ですか。
①はい　②いいえ　③どちらとも言えない
41. 失敗を恐れて、チャレンジを避けてしまうことがありますか。
①はい　②いいえ　③どちらとも言えない
42. 人と別れるとき、とても悲しく感じたり、動揺する方ですか。
①はい　②いいえ　③どちらとも言えない
43. 他人に煩わされず、一人で自由に生きていくのが好きですか。
①はい　②いいえ　③どちらとも言えない

13. そばにいなくなっても、一人の人のことを長く思い続ける方ですか。それとも、次の人をすぐ求めてしまう方ですか。
①一人のことを思い続ける方だ　②次の人を求めてしまう方だ
③どちらとも言えない

II

14. 好き嫌いが激しい方ですか。
①はい　②いいえ　③どちらとも言えない
15. とてもいい人だと思っていたのに、幻滅したり、嫌いになったりすることがありますか。
①よくある　②あまりない　③どちらとも言えない
16. よくイライラしたり、落ち込んだりする方ですか。
①よくある　②あまりない　③どちらとも言えない
17. 自分にはあまり取り柄がないと思うことがありますか。
①よくある　②あまりない　③どちらとも言えない
18. 拒絶されるのではないかと、不安になることがありますか。
①よくある　②あまりない　③どちらとも言えない
19. 良いところより、悪いところの方が気になってしまいますか。
①はい　②いいえ　③どちらとも言えない
20. 自分に自信がある方ですか。
①はい　②いいえ　③どちらとも言えない
21. 人に頼らずに、決断したり行動したりできる方ですか。
①はい　②いいえ　③どちらとも言えない
22. 自分はあまり人から愛されない存在だと思いますか。
①はい　②いいえ　③どちらとも言えない
23. 何か嫌なことがあると、引きずってしまう方ですか。
①はい　②いいえ　③どちらとも言えない
24. あなたの親(養育者)から､よく傷つけられるようなことをされましたか。
①はい　②いいえ　③どちらとも言えない
25. あなたの親(養育者)に対して、怒りや恨みを感じることがありますか。
①はい　②いいえ　③どちらとも言えない

III

26. つらいときに、身近な人に接触を求める方ですか。それとも、つらいときほど、接触を求めようとしなくなる方ですか。
①接触を求める　②接触を求めない　③どちらとも言えない

愛着スタイル診断テスト

下記の質問に対し、過去数年間のご自分の傾向を思い浮かべながら、もっとも当てはまる選択肢を選んでください。ただし、「どちらとも言えない」が多くなりすぎますと、検査の感度は低下してしまいますので、ご注意ください。

Ⅰ

1．積極的に新しいことをしたり、新しい場所に出かけたり、新しい人に会ったりする方ですか。
①はい　②いいえ　③どちらとも言えない
2．誰とでもすぐに打ち解けたり、くつろげる方ですか。
①はい　②いいえ　③どちらとも言えない
3．もし困ったことがあっても、どうにかなると楽観的に考える方ですか。
①はい　②いいえ　③どちらとも言えない
4．親しい友人や知人のことを心から信頼する方ですか。
①はい　②いいえ　③どちらとも言えない
5．人を責めたり、攻撃的になりやすいところがありますか。
①はい　②いいえ　③どちらとも言えない
6．今まで経験のないことをするとき、不安を感じやすい方ですか。
①はい　②いいえ　③どちらとも言えない
7．あなたの親（養育者）は、あなたに対して冷淡なところがありましたか。
①はい　②いいえ　③どちらとも言えない
8．人はいざというとき、裏切ったり、当てにならなかったりするものだと思いますか。
①はい　②いいえ　③どちらとも言えない
9．あなたの親（養育者）は、あなたを評価してくれるよりも、批判的ですか。
①はい　②いいえ　③どちらとも言えない
10．子どものころの思い出は、楽しいことの方が多いですか。
①はい　②いいえ　③どちらとも言えない
11．あなたの親（養育者）に対して、とても感謝していますか。
①はい　②いいえ　③どちらとも言えない
12．つらいことがあったとき、親や家族のことを思い出すと、気持ちが落ち着きますか。
①はい　②いいえ　③どちらとも言えない

主な参考文献

『母子関係の理論』新版Ⅰ、Ⅱ、Ⅲ　J・ボウルビィ著　黒田実郎ほか訳　岩崎学術出版社　1991
『成人のアタッチメント　理論・研究・臨床』W・スティーヴン・ロールズ、ジェフリー・A・シンプソン著　遠藤利彦ほか監訳　北大路書房　2008
『愛着と愛着障害』V・プライア、D・グレイサー著　加藤和生監訳　北大路書房　2008
『愛着障害　子ども時代を引きずる人々』岡田尊司著　光文社新書　2011
『シック・マザー　心を病んだ母親とその子どもたち』岡田尊司著　筑摩選書　2011
『愛着崩壊　子どもを愛せない大人たち』岡田尊司著　角川選書　2012
『キュリー夫人伝』エーヴ・キュリー　川口篤ほか訳　白水社　1968
『ユング自伝　―思い出・夢・思想―1』　ヤッフェ編　河合隼雄、藤縄昭、出井淑子訳　みすず書房　1972
『並はずれた生涯　アーネスト・ヘミングウェイ』デービッド・サンディソン著　三谷眸訳　産調出版　2000
『エリック・ホッファー自伝　構想された真実』中本義彦訳　作品社　2002
『宮崎駿の原点　母と子の物語』大泉実成著　潮出版社　2002
『エリクソンの人生』上・下　L・J・フリードマン著　やまだようこ、西平直監訳　新曜社　2003
『J.R.R.トールキン』現代英米児童文学評伝叢書7　水井雅子　KTC中央出版　2004
『種田山頭火　うしろすがたのしぐれてゆくか』村上護著　ミネルヴァ書房　2006
『わたしが子どもだったころ』(一)～(三)　NHK「わたしが子どもだったころ」制作グループ編　ポプラ社　2012
"Handbook of Attachment: Theory, Research and Clinical Application." Edited by J. Cassidy and P. Shaver, The Guilford Press, 1999
Mario Mikulincer & Phillip R. Shaver, "Attachment in Adulthood; Structure, Dynamics, and Change", The Guilford Press, 2007

岡田尊司（おかだたかし）

1960年香川県生まれ。精神科医、作家。現在、岡田クリニック院長（枚方市）。山形大学客員教授。東京大学文学部哲学科中退、京都大学医学部卒、同大学院高次脳科学講座神経生物学教室等にて研究に従事。著書に『愛着障害』（光文社新書）、『ストレスと適応障害』『発達障害と呼ばないで』（以上、幻冬舎新書）、『働く人のための精神医学』『パーソナリティ障害』（以上、PHP新書）、『母という病』（ポプラ社）、『マインド・コントロール』（文藝春秋）、『愛着崩壊』（角川選書）など多数。小笠原慧のペンネームで小説家としても活動し、『DZ』『手のひらの蝶』『風の音が聞こえませんか』（以上、角川文庫）などの作品がある。

回《かい》避《ひ》性《せい》愛《あい》着《ちゃく》障《しょう》害《がい》 絆《きずな》が稀《き》薄《はく》な人《ひと》たち

2013年12月20日初版1刷発行
2014年1月10日　2刷発行

著　者 ── 岡田尊司

発行者 ── 丸山弘順

装　幀 ── アラン・チャン

印刷所 ── 堀内印刷

製本所 ── ナショナル製本

発行所 ── 株式会社 光文社
東京都文京区音羽1-16-6（〒112-8011）
http://www.kobunsha.com/

電　話 ── 編集部03（5395）8289　書籍販売部03（5395）8113
業務部03（5395）8125

メール ── sinsyo@kobunsha.com

650

ドキュメント 深海の超巨大イカを追え！

NHKスペシャル深海プロジェクト取材班＋坂元志歩

二〇一三年一月に放送され、一六・八％の視聴率を記録した「NHKスペシャル 世界初撮影！深海の超巨大イカ」の公式ドキュメント。撮影の舞台裏に迫る科学ノンフィクション。

978-4-334-03753-6

651

修業論

内田樹

著者が40年の合気道稽古で辿り着いた「無敵の境地」とは。武道家、研究者、生活人としてその「生身」において獲得したウチダ哲学の核心とは。現代を生きる人々に贈る「修業のすすめ」。

978-4-334-03754-3

652

蔵書の苦しみ

岡崎武志

「多すぎる本は知的生産の妨げ」「本棚は書斎を堕落させる」「血肉化した500冊があればいい」――2万冊を超える本の山に苦しむ著者が格闘の末に至った蔵書の理想とは？

978-4-334-03755-0

653

鉄道旅行 週末だけでこんなに行ける！

所澤秀樹

忙しい人も、少しの工夫で盛りだくさんの旅行が鉄道なら楽しめる。時間がない人向けに鉄道旅行のコツをたっぷり紹介。週末だけで北海道や九州・四国を旅してまわる大技も披露！

978-4-334-03756-7

654

ものづくり成長戦略 「産・金・官・学」の地域連携が日本を変える

藤本隆宏 柴田孝［編著］

「現場の視点」を抜きにした長期成長戦略はありえない――。東大「ものづくり経営研究センター」の誕生から全国に広がったプロジェクトの現状を紹介。発想と実践方法を学ぶ一冊。

978-4-334-03757-4

光文社新書

655

あんな「お客《クソヤロー》」も神様なんすか？

「クレーマーに潰される！」と思った時に読む本

菊原智明

お客様からのクレームは仕事においてもっとも憂鬱なトラブルだ。元トップ営業マンが実体験から導き出した「逃げない」対処法。お客様に「クソヤロー」と叫ぶ前にどうぞ。

978-4-334-03758-1

656

99・9％が誤用の抗生物質

医者も知らないホントの話

岩田健太郎

抗生物質は本当は何に「効いて」何に「効かない」のか。漫然と処方され続けることで起きている危機的状況、知らずに曝されているリスクとは——。医者と患者と薬の関係を問い直す。

978-4-334-03759-8

657

1日で学び直す哲学

常識を打ち破る思考力をつける

甲田純生

好きな哲学者も座右の銘も、何ひとつ浮かばない……。そんな人こそ、教養として哲学的思考を身につけたいもの。ソクラテスからハイデッガーまで、哲学の面白さを凝縮した一冊。

978-4-334-03760-4

658

子どもの遊び　黄金時代

70年代の外遊び・家遊び・教室遊び

初見健一

ろくむし、壁野球、スーパーカー消しゴム、コックリさん……。70年代の子どもの遊びはバリエーションに富んでいた。TVゲーム登場前の楽しい遊びの数々をルールとともに紹介。

978-4-334-03761-1

659

個人情報ダダ漏れです！

岡嶋裕史

スマホアプリにアドレス帳の情報を抜かれた。／ツイッターの書き込みから、自宅を特定された。／PCの遠隔操作ってそんなに簡単にできるの？——スマホ時代の個人情報防衛術。

978-4-334-03762-8

660
人生で大切なことはラーメン二郎に学んだ
村上純

関東を中心に店舗を広げ、熱狂的なファンを増やし続けるラーメン二郎。行列に並び、凄まじい量に苦しみつつも食べたくなるのは一体なぜ？　その魅力を徹底解剖し、二郎愛を語り尽くす。

978-4-334-03763-5

661
ルネサンス　三巨匠の物語
万能《レオナルド》・巨人《ミケランジェロ》・天才《ラファエッロ》の軌跡
池上英洋

同時代を生きた三人の芸術家は、フィレンツェで、ローマで、どう出会い、何を感じ、何を目指したのか――。史実と仮説を織りまぜながら、これまでになかった人間ドラマを描く。

978-4-334-03764-2

662
私の教え子ベストナイン
野村克也

辛口ノムさんが監督を務めた南海、ヤクルト、阪神、楽天のチームメイトからベストナインを選出！　おなじみの野村節と弟子たちの生き様から人生哲学も学べる濃厚な一冊。

978-4-334-03765-9

663
炭水化物が人類を滅ぼす
糖質制限からみた生命の科学
夏井睦

傷の湿潤療法の創始者で、糖質制限ブームの陰の火付け役でもあるDr.夏井の待望の書！　実験屋魂を刺激された糖質制限を足がかりに文明発祥や哺乳類誕生の秘密にまで大胆に迫る。

978-4-334-03766-6

664
〈オールカラー版〉日本画を描く悦び
千住博

ヴェネツィア・ビエンナーレで東洋人初の名誉賞を受賞した著者が、母の影響から人生を変えた岩絵の具との出会い、日本画の持つ底力まで、思いのすべてを描き尽くした一冊。

978-4-334-03767-3

665
世界で最もイノベーティブな組織の作り方
山口周

イノベーションを生み出すための組織とリーダーシップのあり方とは？　組織開発が専門のヘイグループに所属する著者が、豊富な事例やデータをまじえながらわかりやすく解説！

978-4-334-03768-0

666
迷惑行為はなぜなくならないのか？
「迷惑学」から見た日本社会

北折充隆

USJ大学生&飲食店バイトのツイッター問題、歩きスマホ、電車の座席での大股開き——とかく今の日本は迷惑行為だらけ。「迷惑学」の観点から、この現象を徹底的に考えてみた。

978-4-334-03769-7

667
『風立ちぬ』を語る
宮崎駿とスタジオジブリ、その軌跡と未来

岡田斗司夫
FREEex

宮崎駿が初めて大人向けに作った、最後の長編『風立ちぬ』。賛否が分かれる本作品をどう読み解くか？　これまでのジブリアニメもひもときつつ、宮崎駿の実像とその技巧に迫る。

978-4-334-03770-3

668
論理的に考え、書く力
芳沢光雄

クリエイティブな発想が求められる現代に欠かせない要素とは？　消費増税、経済成長率など、新鮮な題材を用いて、「これからの時代に必要な能力」を平易に伝える。

978-4-334-03771-0

669
消費増税は本当に必要なのか？
借金と歳出のムダから考える日本財政

上村敏之

どんどん膨れ上がる日本の借金。消費増税で本当に財政再建はできるのか？　税金、公債、歳出のムダなど喫緊の課題を手がかりに、〝国家の財布〟を見る目を鍛える。

978-4-334-03772-7

670
談志の十八番
必聴！　名演・名盤ガイド
広瀬和生
最晩年まで談志の高座を追いかけ続けた著者が、「入門者にお勧めしたい十八番演目」という切り口で贈る、CD・DVD・ネット配信コンテンツの名演ガイド決定版！
978-4-334-03773-4

671
就活のコノヤロー
ネット就活の限界。その先は？
石渡嶺司
『就活のバカヤロー』から6年で、何がどう変わったのか？　長年、就活の取材を続けてきた著者が、学生、企業、大学のホンネに迫りつつ、その最前線の取り組みをレポート。
978-4-334-03774-1

672
回避性愛着障害
絆が稀薄な人たち
岡田尊司
親密な関係が苦手、責任や束縛を嫌う、傷つくことに敏感、失敗を恐れる……。急増する回避型の愛着スタイルは、少子化・晩婚化の真の原因か？　現代人の壊れた愛着を考える。
978-4-334-03775-8

673
体内時計のふしぎ
明石真
あなたは「朝型人間」？「夜型人間」？　近年、体内時計と病気の関係が次々と明らかにされている。現代人が心身の健康を保つ秘訣とは？「病気と予防の時間生物学」入門。
978-4-334-03776-5

674
色彩がわかれば絵画がわかる
布施英利
すべての色は三原色をもとにして作られる。これが、四色でも二色でもダメなのはなぜか。そもそも「色」とは何なのか。シンプルな色彩学の理論から、美術鑑賞の知性を養う一冊。
978-4-334-03777-2